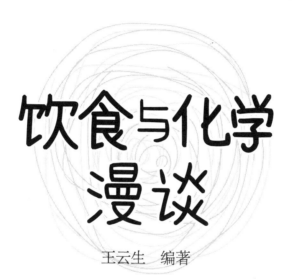

饮食与化学漫谈

王云生　编著

U0235069

化学工业出版社

·北京·

本书选择与人们日常生活关系密切的饮食与健康的 21 个问题，以常见的主食、副食和饮料为素材，运用化学、生物化学的基础知识作通俗、科学的介绍。另外，对一些暂存争议的问题以及社会上流传的一些不尽科学的信息，引用有关专家的见解与研究成果作简要、客观的介绍，以期引起读者对饮食与健康问题的关注和思考，进而科学地认识常见食品，正确选择食物，增进健康。

本书面向广大青少年读者和关心饮食与健康的成人读者，特别适合大、中、小学学生课外阅读，也可为中学化学、生物学科的教师教学提供丰富的情境素材。

图书在版编目（CIP）数据

饮食与化学漫谈/王云生编著. —北京：化学工业出版社，2020.1

ISBN 978-7-122-35847-9

Ⅰ.①饮⋯ Ⅱ.①王⋯ Ⅲ.①饮食营养学-普及读物 Ⅳ.①R155.1-49

中国版本图书馆 CIP 数据核字（2019）第 278303 号

责任编辑：冉海滢　刘　军　　　　　　装帧设计：关　飞
责任校对：王素芹

出版发行：化学工业出版社（北京市东城区青年湖南街 13 号　邮政编码 100011）
印　　装：大厂聚鑫印刷有限责任公司
710mm×1000mm　1/16　印张 10¼　字数 168 千字　2020 年 3 月北京第 1 版第 1 次印刷

购书咨询：010-64518888　　　　售后服务：010-64518899
网　　址：http://www.cip.com.cn

凡购买本书，如有缺损质量问题，本社销售中心负责调换。

定　　价：49.00 元　　　　　　　　　　　　版权所有　违者必究

前 言

民以食为天。每个人都要从多样的食品中摄取生长发育和生命活动所必需的营养物质和能量。谷物、薯芋及其加工产品，如米、面等是人们日常生活中的主食；各种肉类、水产品、蔬菜、水果、干果是人们的副食；此外，人们还要饮用各种饮料，如动物奶类、豆浆、果汁、茶、咖啡、可乐等。有些食品中，还含有食品添加剂，合成食品（如人造肉、微生物油脂等）也开始进入了人们的食谱。人们通过食用合理搭配的各类食品，从中摄取人体所需要的七大类营养物质：水、碳水化合物（糖类）、蛋白质、脂肪、无机盐（矿物质）、维生素和膳食纤维。

各种食物中所含的营养物质的种类、数量不完全相同，有些食物还可能含有对人体有害、有毒的成分；各种食物消化、吸收的难易程度也不同；食物的口味、口感也有很大差异；每个人的饮食喜好、习惯也不尽相同。人们都希望能从食物中摄取到全面而充足的营养，养成良好的饮食习惯，能从饮食中感受到生活的愉悦和美好，能健康地成长、幸福地生活。因此，了解常见食品的营养价值和生理功能，学会正确地选择食物、合理地搭配和安排饮食，了解食品烹饪的方法技巧、避免食品中可能存在的有害物质对健康的危害，就成为人们生活中的必修课。

随着社会的发展、人们生活水平的提高，食物种类日益丰富，食品的选择与安全食用，更是人们普遍关心的问题。食品选择、食用与健康的问题，涉及许多学科的知识，其中还有许多问题至今还没有答案，或者还存在争议。当今社会信息传播极为快捷，各种媒体有关食品评价、选择、烹饪和食用的各种信息异常丰富，有些令人是非难辨。信息缺乏，没有选择的余地，让人盲目；信息泛滥、真假难辨，也让人困惑。要正确地辨别信息的真假、优劣，获取、利用有益的信息，要求人们有一定的知识以及辨别判断的能力。

食品是各种可食用的天然物质与化学物质的混合物。食品中各种物质的组成、结构、性质在很大程度上决定了它的营养价值和生理功能。食品在生产、加工、储存、烹饪中，在人体内的消化、吸收和利用过程中发生了各种各样的生物、化学变化。从化学和生物化学的视角，看待和分析食品成分和营养价值，了解食品在各种条件下发生的变化，有助于我们正确地认识食品和健康的诸多问题。

　　本书运用化学和生物化学的基础知识，以人们日常生活常见的主食（如大米、小麦、玉米等谷物，马铃薯、番薯等薯芋）、副食（禽蛋、肉类、水产品，果蔬、大豆及其制品）、饮料（牛奶、豆浆、果汁、茶、咖啡、可乐）为例，作客观的讨论和分析，帮助读者了解七大营养物质的营养功能和食用常识。对一些有争议的问题，引用有关专家的见解与研究成果作简要、客观的介绍、讨论。对社会上流传的一些不尽科学的信息作简要分析。期望能帮助读者科学地认识常见食品及其食用价值，学会科学地看待、选择和食用常见食物，增进健康。

　　限于编者水平，真诚地希望读者和专家对书中疏漏之处给予批评指正。

王云生

2019 年 12 月

目 录

1

人从饮食中能得到什么

简单地说，人摄取食物的目的在于从食物中获取营养物质。人体通过新陈代谢消化吸收食物中的营养，或构成人体的细胞、组织，发育成长，或转化为热供给人们工作、活动的能量。

人体的细胞或组织都是由水、盐类、蛋白质、脂类和糖类等化合物组成的，这些物质就是人体中的营养物质。人体含水 $55\% \sim 61\%$，蛋白质 $15\% \sim 18\%$，脂类 $10\% \sim 15\%$，无机盐 $3\% \sim 5\%$，糖类 $1\% \sim 2\%$。各种食物、饮料，含有水、糖类（包括单糖、低聚糖、淀粉和纤维素等）、脂类、蛋白质、维生素、各种无机盐。人的消化系统消化、吸收这些营养物质，利用呼吸系统吸入的氧气，在新陈代谢过程发生一系列非常复杂的生物化学反应，形成人体需要的生物大分子，构成细胞、组织和器官，排出各种废物。细胞、组织和器官在神经、体液的沟通和联系下，形成一个有生命的整体，同时这些营养物质在新陈代谢过程中所释放出的能量，维持了人的生命活动。

水、碳水化合物（糖类）、脂肪、蛋白质、维生素、无机盐（矿物质）、膳食纤维，是维持生命体的物质组成和生理机能不可缺少的要素，也是生命活动的物质基础（图 1-1）。蛋白质、脂肪、糖类等物质，结构复杂，多数是大分子化合物。

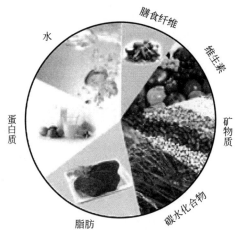

水　膳食纤维　维生素　矿物质　碳水化合物　脂肪　蛋白质

图 1-1　七类营养物质

1.1　热量的主要来源——糖类和脂肪

　　糖类是碳、氢、氧元素组成的化合物，糖类包括单糖、低聚糖、多糖。单糖最容易被人体吸收，其中对人体最重要的是葡萄糖，其次是果糖和半乳糖。低聚糖有蔗糖、麦芽糖和乳糖等。单糖可以通过缩合反应，生成低聚糖、多糖。多糖包括淀粉和纤维素，它们没有甜味。从食物中摄取的二糖和多糖，在人体中要经过淀粉酶的作用，水解为单糖，才能被吸收。多糖中的纤维素在人体中不能被消化、吸收。人体中还有一种称为"糖化合物"的物质，它们是糖类的衍生物，其中含有氮、硫、磷等元素，例如糖蛋白。

　　对于正常人来说，糖类是不可缺少的营养物质，是人体最主要的热量来源。人体总能量的 40%～50% 是由糖类供给的。肌肉组织的营养来源主要是糖类而不是脂肪。人体内的糖类以血糖、肌糖原、肝糖原存在。血糖是存在于血液中的葡萄糖。肌肉和肝脏中的糖原是以葡萄糖聚合形成的高分子化合物的形式存在。血糖通过门静脉进入肝脏，再由肝静脉进入体内循环，在各种人体组织中彻底氧化分解，提供能量。肝糖原可以逐渐分解为葡萄糖进入血液，补充血糖。健康人体内有多种有效的调节血糖形成和消耗的方式，保持血液中血糖的浓度。肌糖原是肌肉利用血糖合成的，是人体活动最有效的能量来源。如果人体摄入的糖不足，或者在剧烈运动时，肝糖原可能会耗尽。此时，细胞将分解脂肪来供应能量，必要时还将分泌激素，把人体的某些部分（如肌肉、皮肤甚至脏器）分解，将其中的蛋白质转化为糖，以维持生存。因此营养极度不足的人，会变得骨瘦如柴。正常的人体中不会有大量糖类用于能量储存，血糖浓度过高是一种病态。

脂肪是人体的重要组成部分，是含热量最高的营养物质，是机体代谢所需要的能量储存、运输的主要方式。脂肪也是机体细胞生成、转化和生长必不可少的物质。

人体中的脂肪有皮下脂肪和环绕脏器的内脏脂肪。皮下脂肪中的脂肪细胞能存储大量脂肪，并且能保障其稳定性。脂肪细胞中有各种脂肪酶及其受体，能接受体液调节，根据人体需要合成脂肪、存储脂肪、分解释放脂肪，维持人体生理功能。

脂肪通常指常温下呈固体状态的油脂，常温呈液态的油脂称为油。油脂都是由 C、H、O 三种元素组成。它是高级脂肪酸（碳原子数超过 6 的脂肪酸）与甘油形成的酯（一般称为甘油三脂肪酸酯）。这三种化合物的结构式如图 1-2 所示。其中的烃基 R 碳原子数超过 6，可以是饱和烃基，也可以是不饱和烃基。饱和烃基中只含有碳碳单键，不饱和烃基中含有碳碳双键。含饱和烃基的是饱和脂肪酸甘油酯，含不饱和烃基的是不饱和脂肪酸甘油酯。人体从食物中获得的脂肪，有动物性脂肪和植物性脂肪。一般来说，植物性脂肪大多是不饱和脂肪酸甘油酯，食用不饱和脂肪酸甘油酯对人体更有好处。

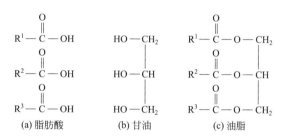

图 1-2　脂肪酸、甘油及油脂的结构式

人体内脂肪酸有的是机体自身合成的，有的是含脂肪的食物供给的，脂肪中的某些不饱和脂肪酸，人体不能合成，需要从食物中摄取（称为必需脂肪酸），例如 ω-3 脂肪酸就是人体无法自行合成的脂肪酸，只有靠食物外来的补充，它常见于深海鱼类、某些植物中。ω-3 脂肪酸是一组多元不饱和脂肪酸，它的分子是一条由碳、氢原子相互连接而成的长链（18 个碳原子以上），其间带有 3～6 个不饱和键（即双键），第一个不饱和键位于甲基一端的第 3 个碳原子上。ω-3 脂肪酸主要有 α-亚麻酸、二十碳五烯酸（EPA）和二十二碳六烯酸（DHA）。ω-3 脂肪酸对人体健康十分有益，它是构成人体各种荷尔蒙及内生性物质必要的营养素，能减少血液脂质并增强细胞功能。

人体内还有一类在生命功能中起重要作用的类似油脂的物质，这类物质称为类脂。类固醇、脑磷脂、卵磷脂、糖脂等都是类脂。类脂是生物膜的基本成分，约占体重的 5%。类脂是参与机体各方面代谢活动的重要物质。人体中的类固醇有胆固醇、麦角固醇（麦角甾醇）、皮质甾醇、胆酸、维生素 D、雄激素、雌激素、孕激素等。人体血液中存在的胆固醇大多与脂肪酸结合形成胆固醇酯。这些胆固醇酯包含在血液的脂蛋白中。人们常说的血脂中的胆固醇，实际上主要是血脂中以脂蛋白形式存在的胆固醇酯。脂蛋白包括乳糜微粒、极低密度脂蛋白、低密度脂蛋白、高密度脂蛋白。四种脂蛋白是血液中脂类的主要运输工具。所有的细胞都含有磷脂，它是组成细胞膜和血液结构的物质，在脑、神经、肝中含量非常高，卵磷脂是膳食和人体内最丰富的磷脂之一。

人体摄入的大部分脂肪经胆汁乳化成小颗粒，胰腺和小肠内分泌的脂肪酶将脂肪水解成游离脂肪酸和甘油单酯（也有的完全水解成甘油和脂肪酸），水解后的小分子，如甘油、短链和中链脂肪酸，被小肠吸收进入血液。甘油单酯和长链脂肪酸被吸收后，先在小肠细胞中重新合成甘油三酯，并和磷脂、胆固醇和蛋白质形成乳糜微粒，由淋巴系统进入血液循环输送到细胞和组织中。

人体脂肪含量随营养和活动量的不同会发生较大变化。饥饿时，要消耗人体中的脂肪，供给维持生命活动的能量。营养摄入超出活动所需要的能量，多余的能量会以脂肪形式储存。几乎所有人都会有多余的脂肪组织，在需要的时候，这些脂肪可以被"燃烧"，产生人体所需要的能量。内脏脂肪过多会产生一些干扰身体正常运转的激素和化学物质。血液中过高的血脂，很可能引发高血压和心脏病等病症。过多食用高脂肪食品，往往会引起各种疾病，如脂肪肝、肥胖症等。

1.2 建构细胞和人体组织的材料——蛋白质

蛋白质是一种对人体健康至关重要的营养物质，是生命的物质基础。食物中蛋白质的功能主要有两个方面：一是构成组织细胞，维持人体组织的生长、更新和修复，调节人体生理功能、生长发育，影响神经中枢活动、控制遗传、增强人体抵抗力；二是供给能量（但是蛋白质不是能量的主要供应物，一般只有在糖类储备和脂肪储备消耗殆尽之后才会大量消耗蛋白质来获得能量）。人体中的蛋白质是构成人体一切细胞、组织的重要成分，人体的皮肤、肌肉、内脏、毛发、韧带、血液等都是以蛋白质为主要成分。蛋白质与生命现象密切相关，是生命活动的主要承担者，机体所有重要的组成部分都需要有蛋白质的参与。没有蛋白质就没有生命。

1.2.1　认识蛋白质

　　蛋白质的种类很多，人体内的蛋白质就有十万多种。蛋白质是由多种氨基酸构成的高分子化合物。一般认为，动物蛋白质的营养实质上是氨基酸的营养。

　　构成蛋白质的氨基酸主要有 20 种。除了脯氨酸、羟脯氨酸外，其余的氨基酸都是 α-氨基酸。α-氨基酸的结构如图 1-3 所示，氨基连接在羧基的 α 碳原子上。一定种类一定数量的氨基酸按一定顺序结合形成一条多肽链，再由一条或一条以上的多肽链按照其特定方式结合成结构复杂的蛋白质。只有当组成蛋白质的各种氨基酸同时

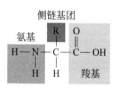

图 1-3　α-氨基酸
的结构式

存在且按需求比例供给时，人体才能有效地合成蛋白质。人体所需要的一些氨基酸，可以由另一种氨基酸在体内转变得到，也有一些氨基酸不能在人体内生成，必须从食物中获得。有 8 种氨基酸是人体自身不能合成或合成速度不能满足人体需要、必须从食物中摄取的——赖氨酸、苯丙氨酸、缬氨酸、蛋氨酸、色氨酸、亮氨酸、异亮氨酸、苏氨酸，这些氨基酸称为必需氨基酸。此外，婴儿营养需要的组氨酸也是必需氨基酸。其他的氨基酸是人体可以合成或可以由其他氨基酸转化得到，称为非必需氨基酸。非必需氨基酸包括甘氨酸、丙氨酸、丝氨酸、天冬氨酸、谷氨酸（及其胺）、脯氨酸、精氨酸、组氨酸、酪氨酸、胱氨酸等。

　　大多数氨基酸能溶于水。实际上氨基酸都具有空间立体构型，它们都有一定的味感。氨基酸在溶液中以两性离子形式存在，在酸性溶液中以阳离子存在，在碱性溶液中以阴离子存在，在特定的 pH（该 pH 称为该氨基酸的等电点）下以两性离子存在。

$$\underset{H}{\overset{R}{H_2N-C-COO^-}} \underset{OH^-}{\overset{H^+}{\rightleftharpoons}} \underset{H}{\overset{R}{{}^+H_3N-C-COO^-}} \underset{OH^-}{\overset{H^+}{\rightleftharpoons}} \underset{H}{\overset{R}{{}^+H_3N-C-COOH}}$$

生物体中，大多数蛋白质都是和其他化合物结合形成结合蛋白。如与核酸结合成核蛋白，与磷酸结合成磷蛋白（如蛋黄中的卵黄磷蛋白、牛奶中的酪蛋白），与脂肪结合形成脂蛋白（在血、乳中都含有），与碳水化合物结合成糖蛋白，与含金属元素的色素物质结合成色蛋白（如血红蛋白、叶绿蛋白）。

依据营养学及蛋白质的形状可以把蛋白质分为如下几种：①球状蛋白质，分子形状接近球形，水溶性较好，种类很多，可发挥多种多样的生物学功能；②纤维状蛋白质，分子外形呈棒状或纤维状，大多数不溶于水，是生物体重要的结构成分，对生物体起保护作用；③膜蛋白质，近球形，插入生物膜或者通过非共价键或共价键结合在生物膜表面，生物膜的多数功能是通过膜蛋白实现的；④角蛋白，不溶于水，起着保护或结构作用；⑤胶原蛋白，动物结缔组织中最丰富的一种蛋白质，由胶原蛋白分子组成；⑥肌红蛋白，由一条肽链和一个血红素辅基组成的结合蛋白，是肌肉内储存氧的蛋白质；⑦血红蛋白，由含有血红素辅基的4个亚基组成的结合蛋白，负责将氧由肺运输到外周组织等。

蛋白质有的可溶于水，有的不溶。溶于水的蛋白质，形成亲水溶胶，在生物体内，以溶胶或凝胶状态存在，如清蛋白（鸡蛋的蛋清中含有清蛋白）。不溶性的蛋白质，在生物体内存在于组织中，如乳球蛋白、大豆球蛋白、大米中的米谷蛋白、硬毛发中的角蛋白。

蛋白质溶液是大分子溶液，比较稳定，具有胶体的特性。蛋白质分子能和水发生水化作用，分子表面有水化层。蛋白质分子的某些基团发生离子化，使蛋白质分子表面带有电荷。如果在蛋白质溶液中加入极性很强的电解质，使蛋白质分子表面的水化层破坏，就会使蛋白质分子聚沉。在受热或在酸碱、重金属盐、乙醇等有机溶剂的作用下，会使蛋白质分子多肽链的规则排列发生变化，引起蛋白质某些物理化学性质的变化，发生变性，如溶解性降低，凝结、失去生理活性（但没有发生分解）。此外，蛋白质还会发生颜色反应、氧化还原反应。

蛋白质在蛋白酶的作用下，发生水解，水解的最终产物是α-氨基酸。不同的蛋白质，水解生成的氨基酸种类不同。

决定蛋白质营养价值的主要因素是蛋白质中必需氨基酸的种类和含量。依据食物蛋白质所含氨基酸的种类和数量可分为三类蛋白质：完全蛋白质、半完全蛋白质和不完全蛋白质。完全蛋白质所含必需氨基酸种类齐全、数量充足、比例适当，不但能维持成人的健康，并能促进儿童生长发育。大豆中的大豆蛋白，乳类中的酪蛋白、乳白蛋白是完全蛋白质，营养价值高。蛋类中的卵白蛋白、卵磷蛋白，肉类中的白蛋白、肌蛋白，小麦中的麦谷蛋白，玉米中的谷蛋白等也是完全蛋白质。半完全蛋白质所含必需氨基酸种类齐全，但有的氨基酸数量不足，比例不适当，可以维持生命，但不能促进生长发育，如小麦中的麦胶蛋白等。不完全蛋白质所含必需氨基酸种类不全，既不能维持生命，也不能促进生长发育，如玉米中的玉米胶蛋白，动物结缔组织和肉皮中的胶原蛋白，豌豆中的豆球蛋白等。

1.2.2　蛋白质的存在与生理功能

蛋白质存在于瘦肉、蛋类、豆类及鱼类等食物中。来源于植物的蛋白质属于植物性蛋白质，大豆、大米、小麦中含有的蛋白质都是植物性蛋白质。来源于禽、畜、鱼类和昆虫等的肉、蛋、奶的蛋白质属于动物性蛋白质，动物性蛋白质以酪蛋白为主（占78%～85%），动物性蛋白质含有的必需氨基酸种类齐全，比例比较接近人体内的蛋白质，比植物性蛋白质更容易消化、吸收和利用，营养价值也相对高些。一般来说，动物性蛋白质有较高的品质，但动物性蛋白质含有饱和脂肪和胆固醇，瘦肉、鱼、去皮鸡肉和蛋清的蛋白质中饱和脂肪和胆固醇含量较低，被称为"优质蛋白"。牛奶、蛋类的蛋白质在动物蛋白中最易消化，是氨基酸种类齐全的蛋白质。植物性蛋白质含不饱和脂肪，胆固醇含量低，同时含有大量膳食纤维，适合糖尿病患者食用。但是，植物性蛋白质通常会有1～2种必需氨基酸含量不足。因此，素食者需要摄取多样化的食物，从各种组合中获得足够的必需氨基酸。

食物中的蛋白质在体内经过消化，水解成氨基酸。人体吸收这些氨基酸合成人体所需蛋白质，同时又在不断代谢与分解，两者处于动态平衡。人体的生长、发育、运动、繁殖等一切生命活动都离不开蛋白质。人的毛发、皮肤、肌肉、骨骼、内脏、大脑、血液、神经、内分泌系统等都是由蛋白质组成，可以说蛋白质造就了人体。构成人体的细胞处于永不停息的衰老、死亡、新生的新陈代谢过程中，如果蛋白质的摄入、吸收、利用不好，则会处于亚健康状态，组织受损也不能得到及时和高质量的修补，机体衰退很快。

蛋白质能维持机体正常的新陈代谢和各类物质在体内的输送。载体蛋白对维持人体的正常生命活动是至关重要的。例如，血红蛋白输送氧，脂蛋白输送脂肪，细胞膜上的受体能转运蛋白等。人体中的血红蛋白（血色素），是红细胞的主要成分，血红蛋白（Hb）的主要功能是在体内输送 O_2 和 CO_2。血红蛋白（Hb）能与氧迅速结合成氧合血红蛋白（HbO_2），也能迅速分离（图 1-4）。人体靠血红蛋白把氧输送到体内各组织，使人体组织能利用氧气氧化糖、脂肪等能源物质，释放能量供运动需要。血红蛋白运输的氧气多，供氧就充足，因此，血红蛋白的数量和人的运动能力相关。血红蛋白与氧气结合或分离，取决于血液中氧分压的高低。当血液流经肺部时，氧分压升高，使得大部分 Hb 与 O_2 结合成 HbO_2，血液颜色鲜红，为动脉血；血液流经组织时，氧分压下降，一部分 HbO_2 解离，释放出 O_2，供组织利用，血液变为颜色暗红的静脉血。此外 Hb 也能与 CO 结合，其与 CO 的亲和力比与 O_2 的亲和力高约 200 倍，所以空气中只要有少许 CO 存在，即可有大量一氧化碳血红蛋白（鲜红色）生成，而且结合后不易分离，这样 Hb 就失去与 O_2 结合的机会，在人体内会造成组织缺氧，即 CO 中毒。

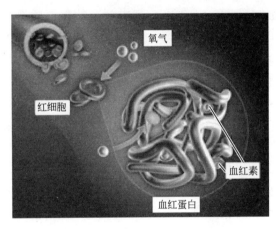

图 1-4　血液中的血红蛋白、血红素

蛋白质还能维持机体内渗透压的平衡，例如白蛋白能维持体液的酸碱平衡。蛋白质也是构成神经递质乙酰胆碱、五羟色胺的原料，是维持神经系统正常功能所必需的。

蛋白质可以保障抗体免疫功能。有了蛋白质，才能构成白细胞、淋巴细胞、巨噬细胞、抗体（免疫球蛋白）、补体、干扰素，保证它们的更新，维持其功能。

蛋白质可以构成人体必需的具有催化和调节功能的各种酶。人体细胞里每分钟要进行一百多次生化反应，要靠数千种酶来催化和调节。蛋白质还能构成人体需要的各种蛋白质激素，调节体内各器官的生理活性。例如，人体内能降低血糖，能促进糖原、脂肪、蛋白质合成的胰岛素是由 51 个氨基酸分子合成的。作用于整个机体，可以促进骨骼、肌肉和器官生长的生长激素是由 191 个氨基酸分子构成的单链多肽分子。

过量地摄入蛋白质会增加肾脏的负担。因此蛋白质的摄入要根据营养状况、生长发育要求保障供求平衡。

1.2.3 胶原蛋白

胶原蛋白占人体蛋白质的 1/3，生成结缔组织，构成身体骨架，如骨骼、血管、韧带等，决定了皮肤的弹性，保护大脑（在大脑的脑细胞中，很大一部分是胶原细胞，形成血脑屏障保护大脑）。

近几年来，胶原蛋白成为养生、美容的热门话题。一些人对胶原蛋白了解不多，存在错误或片面的看法。

胶原蛋白是动物结缔组织中的主要成分，是哺乳动物体内含量最多、分布最广的功能性蛋白。生物体内的胶原蛋白以不溶性大分子结构存在，并与蛋白多糖、糖蛋白等结合在一起。食物中鸡爪、鸡翅、猪蹄、鱼皮、肉皮等富含胶原蛋白。食物里的胶原蛋白是分子量在 30 万左右的大分子化合物。胶原蛋白由三条多肽链构成三股螺旋结构，具有很强的延伸力，不溶于冷水、稀酸、稀碱溶液，具有良好的保水性和乳化性。胶原蛋白性质十分稳定，一般的加工温度及短时间加热都不能使其分解，在人体中也不易被一般的蛋白酶水解，消化、吸收较困难，不易被人体利用。在动物胶原酶作用下胶原蛋白分子可以断裂，断裂碎片自动发生变性后，可被普通蛋白酶水解。人体内能分解胶原蛋白的酶很少，而且在食物烹调过程中，胶原蛋白会失去活性，吸收、利用率很低，含胶原蛋白的食物中一般脂肪、胆固醇含量比较高，不宜经常大量食用，靠大量食用含胶原蛋白的食物美容的观点是不可取的。

工业上从畜禽动物组织、海洋生物体中提取胶原蛋白。提取过程比较复杂，提取方法一般有三种：高压辅助的物理方法、溶剂预处理结合低温或热水抽提的化学方法、利用酶的生物化学方法，往往不同方法结合使用。提取得到的产品主要成分是分子量小于 3000 的胶原蛋白肽。胶原蛋白肽具有良好的生物相容性、可生物降解性以及生物活性。胶原蛋白肽的水解产物含有多种氨基酸，其中以甘氨酸最为丰富，其次为丙氨酸、谷氨酸、精氨酸、半胱氨酸、色氨酸、酪氨酸以及蛋氨酸等。例如，猪皮水解得到的胶原蛋白肽产物中含有 19 种氨基酸，其中包括 7 种成人必需氨基酸和 2 种幼儿必需氨基酸。胶原蛋白中必需氨基酸含量低，属不完全蛋白质。胶原蛋白肽吸收利用率较高，还可以促进食品中其他蛋白质的吸收。

胶原蛋白肽可用于生物医学材料、组织工程、食品、化妆品等领域。在医药领域，有助于修复组织，对治疗骨关节炎和骨质疏松症也有潜在的效用。含胶原蛋白肽的化妆品有一定的保湿、涵养皮肤的作用，能赋予肌肤弹性、淡化皱纹。

1.3 维持生命必不可少的物质——维生素和矿物质

维生素（维他命），是人类维持正常生理功能所必需的小分子有机化合物。维生素与糖类和脂类不同，不是直接供应能量的营养物质。维生素也与蛋白质不同，它不是生命的基本单位。但是维生素能参加机体代谢的调节，维生素参与人体内的各种代谢过程和生化反应，参与和促进蛋白质、脂肪、糖的合成利用。许多维生素是酶的辅酶或辅酶的重要成分，人体的许多生化反应都和酶的催化作用有关，而酶只有在辅酶的参与下才有催化活性。维生素缺乏，使酶的合成和催化作用受阻，导致人体的代谢过程发生紊乱，引起各种疾病。轻度患者症状不明显，但身体抵抗力和工作效率降低。重度患者会产生坏血病、脚气、夜盲等典型症状，严重者可能导致死亡。

人体需要的维生素种类多、量少，但维生素却是不可或缺的物质。目前已经知道，人体所必需的维生素有 13 种。许多维生素无法通过人体自身合成，需要从食物或药物中获取。有些维生素（如维生素 D），人体能少量合成，但难以满足人体的需要，也要从食物中补充。但是，维生素并不是"补药"，不是多多益善，盲目大量补充也会危害健康。

维生素种类很多，化学结构和生理功能各不相同。依据它的溶解性可分为水溶性和脂溶性两大类。脂溶性维生素有维生素 A（A_1、A_2）、维生素 D（D_2、D_3）、维生素 E、维生素 K（K_1、K_2、K_3），水溶性维生素有维生素 B（B_1、B_2、B_3、B_6、B_{11}、B_{12}、B_5）、维生素 H、维生素 C、维生素 P。其中，维生素 A、D、K、B_1、B_2、B_3、B_5、B_{12} 比较重要，维生素 A、D、B_1、B_5、C 最容易发生缺乏的问题。

维生素 A 也称视黄醇，有多种同分异构体。它可促进眼内感光色素的形成，能防止夜盲症和视力减退，有助于多种眼疾的治疗；有抗呼吸系统感染作用；有助于免疫系统功能正常；促进发育，强壮骨骼，维护皮肤、头发、牙齿、牙床的健康；有助于肺气肿、甲状腺功能亢进症的治疗。维生素A只存在于动物体内，植物中存在可以在体内转化为维生素A的物质（称为维生素A原），如β-胡萝卜素。

B族维生素有多种，具有多种作用。维生素B_1能促进成长，帮助消化；维生素B_2能促进发育和细胞的再生，增进视力；维生素B_5有助于伤口痊愈，可制造抗体，有助于抵抗传染病；维生素B_6有助于消化、吸收蛋白质和脂肪。B族维生素容易流失，每天都必须从食物中补充。日常食用的许多食物如谷物、豆类、动物内脏中都含有B族维生素。B族维生素严重缺乏时，要通过药物补充，复合维生素片剂含有人体需要的多种B族维生素。

维生素C有助于治疗受伤、灼伤、牙龈出血、普通感冒，可预防坏血病，具有抗癌作用。维生素C易溶于水，见光颜色变黄，在水溶液中易被氧化分解。许多水果和蔬菜富含维生素C。

维生素D能提高机体对钙、磷的吸收，促进生长和骨骼钙化。鱼肝油、肝、鱼肉、蛋、奶、蘑菇中含有丰富的维生素D。植物、酵母中含有的一种麦角甾醇经紫外光激活可转化为维生素D_2。动物肝脏中含有维生素D_3原，经紫外光照射可转化为维生素D_3。多晒太阳，可防止维生素D缺乏。

维生素E是一组化学结构相似的酚类化合物。通常指α-生育酚。维生素E是强抗氧化物，能抵抗自由基的侵害。它参与体内抗体的形成，能提高机体免疫力，预防心血管病，是有效的抗衰老营养素。通常食物中的维生素E易被人体吸收，一般人不易发生维生素E缺乏症。

人体和动物体中存在的元素多达五十多种，大多以化合态存在。只有血液中存在少量氧气、氮气。含量较多（＞0.01%体重）、每日膳食需要量在100mg以上的，称为常量元素，如钙、镁、钾、钠、磷、氯、硫等。还有铁、铜、锌、铬、碘、氟、钴、锰、钼、硒等近20种元素是人体必需的微量元素。这些元素构成人体中的水，以及种类繁多、数量巨大的有机化合物、无机化合物。

人体内的矿物质，通常指体内存在的各种元素的无机盐。如人体体液中存在的钠、钾、钙、镁、氯、碳酸根、碳酸氢根、磷酸根、酸式磷酸根、硫酸根等离子；组成骨骼、牙齿的羟基磷酸钙等。一般也把人体组织中含有的铁、碘、锌、硒、铜等微量元素称为矿物质元素。

矿物质在人体中有很重要的功能。主要是：①构成人的体质。如骨骼、牙齿中的钙、磷、镁；蛋白质中的硫、磷等；细胞内外液的成分，如钾、钠、氯等；血红蛋白中的铁，甲状腺素中的碘，超氧化物酶中的锌，谷胱甘肽过氧化物酶中的硒。②保持体内的环境，使体内有恒定的生理化学条件。如，细胞内外液的钾、钠、氯等元素的离子与蛋白质一起，起到维持细胞内外液适宜渗透压的作用，使组织能储存一定量的水分；钾、钠、氯离子和蛋白的缓冲作用能维持体内酸碱平衡（保持一定的 pH）。③维持神经和肌肉的正常和兴奋性及细胞的通透性。④参与体内的生物化学反应。

1.4　普通而又重要的物质——水与膳食纤维

　　水是生命之源。人体组织中含量最多的组成成分就是水。水在人体中分布很广：肌肉重量的 65%～75% 是水，脂肪重量的 25% 是水。水主要储存在细胞内液和细胞外液中。成年人的机体，水占人体体重的 50%～60%，婴幼儿则占 60%～70% 甚至更高。

　　水是维持人体正常生理活动的重要营养物质。有研究显示，人不吃饭，能够活 12 天甚至更长，但离开水，最多能活 5 天。水参与物质代谢过程，有助于物质的消化、吸收、生物氧化及排泄。水是人体内几乎所有生化过程的溶剂和载体，绝大多数生化反应都需要在水环境里进行。水还能调节体温，保持人体的正常温度。水也是器官、关节及肌肉的润滑剂。水还能保持腺体分泌，充实体液。

　　人对水的需求量与人的体重、热能消耗成正比。每消耗 1cal 热能，需要 1mL 的水分；一个人每天每千克体重需要 30～40mL 的水分，如体重 70kg 的人就需要 2100～2800mL 水（包括饮用水、食物中的水，及代谢中产生的水）。正常情况下，人体内水分的进和出是处于平衡状态的。若饮水过少，血液浓缩，黏稠度升高，不利于血液循环及营养的吸收，人体若丧失 20% 的水分就会有生命危险。在天气炎热、高温或人发烧和体力劳动量大的情况下，饮水量应相应增加。饮用水是人体所需水分的直接来源，人体内能量物质氧化时也能产生水。人体需要的水还可从饮食中得到，如大米含水 15%、肉类含水 50%。一个没有较大运动量的健康的人每日直接饮水量可以少于 2L。运动期间和前后，体重减少 2%～3% 时，会影响人体的运动能力，要及时少量、多次饮水。营养学家主张人们要饮用接近血浆渗透压的淡盐水或功能饮料，以保持体内水盐的平衡。

水对于人的营养、健康的重要性，还在于它对人的大脑记忆功能的作用。北京大学周公度先生在他的著作《化学是什么》中指出，水占大脑质量的80%以上，水在大脑储藏记忆信息的过程中起着重要作用。大量存在于大脑中的水，除起溶剂作用外，还参与组成大脑记忆功能的神经器官。周先生认为，水和大脑神经元中的极性基团通过N—H···O、O—H···N、O—H···O等氢键以及其他次级键组成比较稳定的结构单元，能保护神经元免受其他化学物质的干扰，水还可以传递信息、保存信息，将信息通过微小的化学变化稳定储存起来，实现大脑的记忆功能。周先生认为，未来的化学将和生物学以及信息工程学等融合在一起，探索大脑记忆和指挥各种生理活动功能的奥秘。周先生还认为，人体中存在的经络和人体中水的存在和结构密切相关，是未来化学研究需要关注的内容。

膳食纤维是人体第七种重要的营养素。它是不能被人体利用的多糖，因为它不会在口腔中水解，也不能被人类胃肠道中的消化酶消化，不被人体吸收利用。但是，肠道中膳食纤维在细菌的作用下能发酵分解，对保障消化系统健康有重要作用，是健康饮食不可缺少的。增加膳食中的非水溶性膳食纤维，会增大咀嚼机会，有利于口腔保健、改善咀嚼功能。增加膳食纤维摄入的比例，可使摄入的能量减少，肠道内营养的消化吸收减弱，有利于体内脂肪消耗。糖尿病患者摄入富含膳食纤维的食物，进餐后血糖不会急剧上升，有利于病情的改善。适当增加膳食中纤维含量可以使食物中的致癌物质浓度降低，同时可加快排便，减少食物在肠道中停留的时间，可以减少致癌物质与肠壁接触的机会，有利于预防结肠癌和直肠癌（图1-5）。

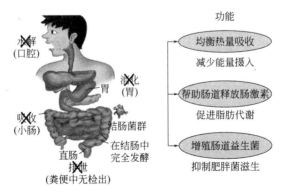

图1-5　膳食纤维在人体中的变化与功能

膳食纤维主要来自植物细胞壁的复合碳水化合物，有水溶性和非水溶性纤维两大类。大多数植物都含有水溶性与非水溶性纤维。纤维素、半纤维素和木质素是 3 种常见的非水溶性纤维，存在于植物细胞壁中。粗加工的谷类，尤其谷子的麸皮和糠中含有较多的纤维素、半纤维素和木质素。根茎蔬菜、果皮中也含有丰富的非水溶性膳食纤维。非水溶性纤维可降低罹患肠癌的风险，同时可预防便秘和憩室炎，并且减少消化道中细菌排出的毒素。水溶性膳食纤维是能够溶解于水中的纤维类型，存在于自然界的非纤维性物质中。常见的食物大麦、豆类、胡萝卜、柑橘、亚麻、燕麦和燕麦糠等都含有丰富的水溶性纤维。果胶、树胶、低聚果糖、低聚异麦芽糖、低聚乳糖、低聚木糖、大豆低聚糖、琼脂粉、羧甲基纤维素等都属于水溶性膳食纤维。柑橘、苹果、香蕉、柠檬等水果，以及洋白菜、甜菜、苜蓿、豌豆、蚕豆等蔬菜，食用菌及某些海产品含有较多的果胶。水溶性纤维可减缓消化速度和快速排泄胆固醇，有助于调节免疫系统功能，促进体内有毒重金属的排出；可以使血液中的血糖和胆固醇控制在最理想的水平，还可以帮助糖尿病患者改善胰岛素水平。膳食纤维中的果胶等成分能与胆固醇结合，木质素可结合胆酸，使其直接排出体外，有利于消耗体内胆固醇，起到预防冠心病的作用，也促进胆汁的分泌、循环，可预防胆结石的形成。水溶性纤维有利于改善肠道菌群，为益生菌的增殖提供能量和营养纤维，使肠道中益生菌活性增强，促进益生菌大量繁殖创造肠道的健康生态，有助于肠内大肠杆菌合成多种维生素。水溶性膳食纤维具有黏性，能在肠道中大量吸收水分，经细菌发酵，体积增大，可促进肠蠕动、减少食物在肠道中停留时间，具有通便作用，对防治痔疮有效。

七大类营养物质是维持生命体的物质组成和生理机能不可或缺的，是生命活动的物质基础。要注意在饮食中摄入人体需要的各种营养物质，均衡饮食营养。长期坚持素食的人，如果不注意营养均衡，会产生健康风险。因为植物性食物蛋白质含量大多较低，只吃植物性食物，蛋白质摄入不足，易发生体力下降、抵抗力降低、骨质疏松等多种问题。素食者要多吃蛋白质含量较高的豆类食物。纯植物性食物的饮食，还会导致 ω-3 脂肪酸、维生素 B_{12} 缺乏。维生素 B_{12} 只存在于蛋、奶、肉等食物中，长期缺乏维生素 B_{12} 会导致恶性贫血、思维能力下降，容易引起劳累、抑郁等多种问题。素食者往往还会发生缺铁性贫血。植物性食物含铁量普遍较低，而且所含的铁大多是非血红素铁，很难被吸收。据研究分析，十几斤（1 斤＝ 500g）含铁量较高的菠菜，比不上 50g 猪肝的含铁量。此外，素食者还常常会发生体内锌、钙等矿物元素缺乏的问题。

素食主义者认为"素食"与"天然""自然"是相关联的。如果"人是素食动物",自然可以引申出"吃素是人类自然天性"这样的观念。但是,从人类的进化过程看,人不是素食动物,是杂食动物,是肉食促进了人的进化。人类的原祖猿类及其"亲戚"大多都不是素食动物,而是杂食动物。人类的消化系统也证明了人类不是素食动物。依靠植物性食物生存的动物要从植物性食物中获得足够的营养,非常费时、费力。因为从草和树叶中很难获得营养,需要有强大的消化系统,消化过程需要很长的时间,野生的马每天需要花十几个小时来吃草。典型的素食动物,通常都有多个胃,而且有着很长的肠道。人类的进化,最关键在于大脑的进化,吃肉对于大脑的进化非常重要。大脑是耗能很大的器官,它只占成人体重的 2%,但是却要占用 16%的基础代谢量能量。如果人以植物为食,很难担负得起不断增大的大脑所需的热量。肉类是更好的"燃料",肉类热量密度更高,由于摄入的总重量更少,肉食的消化成本要低得多。

2

人怎样吸收、利用营养物质

食物在消化道内消化，最终分解成葡萄糖、氨基酸、脂肪酸、甘油等小分子物质和水分、无机盐、维生素等，通过胃、小肠、大肠的黏膜上皮细胞进入血液和淋巴被吸收。人体对食物中营养物质的消化吸收过程可以用图2-1简单表示。

小肠是人体吸收营养的主要器官，葡萄糖、氨基酸、甘油、脂肪酸、大部分水、无机盐和维生素在小肠都能被吸收。营养物的分子可以穿过细胞膜进入细胞内，还可以由细胞内穿过从另一侧的细胞膜离开细胞，进入组织液或血液。细胞内液和细胞外液之间的一层脂质膜（细胞膜），能使脂溶性营养物分子由高浓度一侧向低浓度一侧扩散；非脂溶性的营养物分子可以在细胞膜内的特异性蛋白质分子（载体）协助下，通过细胞膜从浓度高的一侧向浓度低的一侧扩散；还有一些营养物分子要消耗细胞代谢的能量，通过膜进行转运，例如小肠内的葡萄糖和氨基酸的转运；还有一种吸收方式称为内吞式吸收，是由细胞膜内陷包围营养物颗粒，或由细胞膜伸出"伪足"把小颗粒物质卷入细胞内，小肠对一些大分子物质和物质团块，如完整的蛋白质、甘油三酯，可用这种内吞方式吸收。

2.1 糖类、蛋白质、脂肪的消化吸收与利用

糖类、蛋白质、脂肪在人体中代谢的基本过程可以用图2-2简单表示。糖类只有水解为单糖时才能被小肠上皮细胞所吸收。各种单糖的吸收速

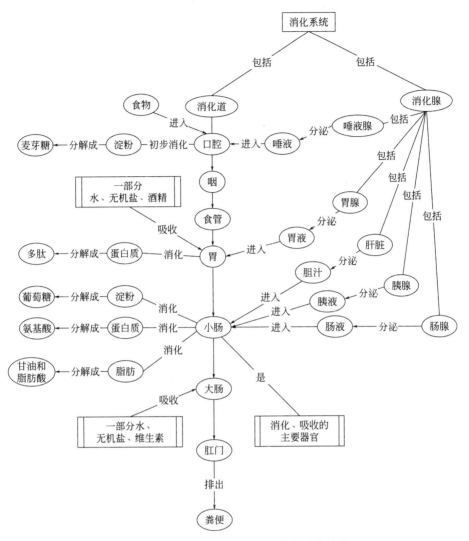

图 2-1　食物中营养物质消化吸收的基本过程

率有很大差别，己糖（六碳糖）的吸收很快，而戊糖（五碳糖）则较慢。在己糖中，又以半乳糖和葡萄糖的吸收为最快，果糖次之，甘露糖最慢。单糖的吸收是消耗能量的过程，它可从低浓度一侧向高浓度一侧装运。在肠黏膜上皮细胞的纹状缘上存在着一种转运体蛋白——Na^+-葡萄糖和 Na^+-半乳糖同向转运体，它能依靠细胞内外 Na^+ 的浓度差，选择性地把葡萄糖和半乳糖从纹状的肠腔面运入细胞内，然后再扩散入血液。各种单糖与转运体蛋白的亲和力不同，从而导致吸收的速率也不同。转运体蛋白在转运单糖的同

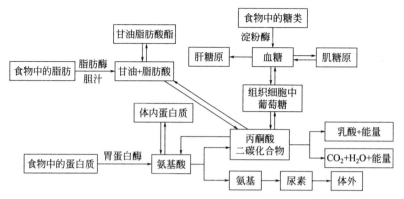

图 2-2　糖类、蛋白质、脂肪在人体中的代谢的基本过程

时，需要钠离子的存在。

　　无论是食入的蛋白质或内源性蛋白质，经消化分解为氨基酸后，几乎全部被小肠吸收。煮过的蛋白质因变性而易于消化，在十二指肠和近端空肠就被迅速吸收，未经煮过的蛋白质和内源性蛋白质较难消化，需进入回肠后才基本被吸收。目前在小肠壁上已确定出 3 种主要的转运氨基酸的特殊运载系统，它们分别转运中性、酸性或碱性氨基酸。一般来讲，中性氨基酸的转运比酸性或碱性氨基酸速度快。氨基酸的吸收也是与钠离子的吸收偶联的。氨基酸的吸收是通过血液进行的，当小肠吸收蛋白质后，门静脉血液中的氨基酸含量即增加。

　　在小肠内，脂类的消化产物脂肪酸、甘油、胆固醇等很快与胆汁中的胆盐形成混合微胶粒。胆盐能携带脂肪消化产物扩散到黏膜细胞，胆盐被遗留于肠腔内。长链脂肪酸及甘油被吸收后．在肠上皮细胞发生酯化，重新合成为甘油三脂肪酸酯，与肠上皮细胞中生成的载脂蛋白合成乳糜微粒，运送到细胞间隙，再扩散入淋巴。

　　在小肠中被吸收的物质除了由口腔摄入的营养物质经消化的生成物外，各种消化腺分泌入消化管内的水分、无机盐和某些有机成分，大部分也在小肠中被吸收。人每日分泌入消化管内的各种消化液总量可达 6～7L 之多，从口腔摄入 1L 多的水分，这些水分大部分被重新吸收。如果不能被重新吸收，会重影响体内环境的相对稳定而危及生命。因此，人在发生急性呕吐和腹泻时，短时间内损失大量液体，没有得到补充就可能会导致严重的后果。

　　人体内糖类、蛋白质和脂肪在一定条件下可以相互转化。糖类中的血糖，通过一系列反应，可以转化为氨基酸，再经合成转化为蛋白质。血糖还可以转化为脂质，脂质通过分解作用再经一系列的转化也可以形成糖类。蛋白质分解形成的氨基酸，经过脱氨基作用脱去氨基，再经过转化也可形成糖类和脂质。糖类与脂质、糖类与蛋白质可以相互转化，但脂质与蛋白质间只能发生单向转化，只能从蛋白质转化为脂质。

2.2　酶是营养物质转化的功臣

人体消化食物、吸收营养、营养和能量的转换、各种内脏功能的实现、免疫能力、消炎排毒功能的维持，都与酶的作用密切相关。在这些过程中发生了一系列复杂的化学反应。这些反应能在人体内、在极为平和的条件下高效地进行，既不需要高温、高压，也不需要依靠电、热、光、辐射等从外界提供的能量，这是由于人体的细胞和组织中存在各种酶。

2.2.1　人体中营养物质的消化需要酶

我们日常食用的食物的营养成分中维生素、无机盐和水可直接被吸收，蛋白质、脂肪和糖类必须先在消化道中依靠各种酶的作用进行消化。消化过程是在细胞外进行的，这些营养物质在各种特定酶的催化作用下发生水解，分解成结构简单的小分子物质（如葡萄糖、氨基酸、脂肪酸等）。这些小分子化合物通过消化道的黏膜吸收进入血液，送到身体各处供组织细胞利用。人体消化系统中各种酶的作用可用图 2-3 简单表示。

食物在口腔中嚼碎后并与唾液混合，淀粉在唾液中的淀粉酶作用下部分水解成麦芽糖，借唾液的滑润作用通过食管。吃米饭多咀嚼，可以使食物与唾液充分混合，有利于唾液淀粉酶催化淀粉的水解。食物在口腔内停留时间很短，消化作用不大，基本也没有吸收功能。

食物进入胃后，胃中含有盐酸以及钠、钾的氯化物，食物中的细菌被杀灭，部分蛋白质被胃蛋白酶分解成为肽和氨基酸，牛奶等奶类物质在凝乳酶作用下转化为凝乳块，仅有少量的水和酒精被吸收。食物中的油脂不溶于水，参与脂肪消化的脂肪水解酶是水溶性的。需要有肝脏分泌的胆盐使油脂乳化分散成小油滴，为酶提供足够的反应表面积。胆盐的分子结构中既具有亲油也具有亲水基团，因此可以起乳化作用。由于胃液具有酸性，而脂肪水解酶的催化作用需要 pH 为 5.0，脂肪在胃中的消化十分微弱。食物在胃中

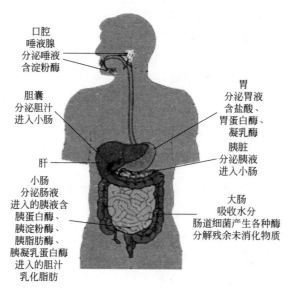

口腔
唾液腺
分泌唾液
含淀粉酶

胃
分泌胃液
含盐酸、
胃蛋白酶、
凝乳酶

胆囊
分泌胆汁
进入小肠

胰脏
分泌胰液
进入小肠

肝

小肠
分泌肠液
进入的胰液含
胰蛋白酶、
胰淀粉酶、
胰脂肪酶、
胰凝乳蛋白酶
进入的胆汁
乳化脂肪

大肠
吸收水分
肠道细菌产生各种酶
分解残余未消化物质

图 2-3　人体消化系统中的酶

经过 1～2h 时消化后才能慢慢被排出成为粥样的食糜状态并逐渐进入十二指肠、小肠。

　　食物进入小肠后，在小肠内一般会停留 3～8h。小肠中在胰液、胆汁、小肠液和小肠运动的作用下，基本完成食物的消化和吸收过程。例如，蛋白质在胰蛋白酶、糜蛋白酶的作用下水解成肽和氨基酸；淀粉在胰淀粉酶作用下水解成麦芽糖；脂肪在胆汁作用下分散成微粒；部分脂肪或甘油三酯在胰液作用下水解为甘油乙酯和游离脂肪酸被吸收；肽在肽酶的作用下分解成氨基酸被吸收；麦芽糖等二糖在麦芽糖酶、蔗糖酶和乳糖酶作用下进一步水解成葡萄糖等单糖被吸收（图 2-3）。

　　健康的人大肠中有大量细菌存在，细菌种类高达上百种，这些细菌主要来自食物和大肠内的繁殖。大肠内的酸碱度和温度非常适宜一般细菌的繁殖。这些菌群相互依存，互惠共生，构成一个巨大而复杂的生态系统，对维持人体内环境的稳定具有重要作用。这些菌群产生能分解食物残渣的酶，食物残渣中的糖类和脂肪能被酶分解，发生发酵作用，食物残渣中的蛋白质被分解，发生腐败作用。糖类和脂肪分解生成单糖、醋酸、乳酸、二氧化碳、氢气等。蛋白质腐败生成肽、氨基酸、氨与多种具有臭味的毒性物质（如吲哚、酚等），这类物质一部分被吸收入血液到肝脏解毒，另一部分则随粪便排出。大肠细菌还能利用大肠的内容物合成人体必需的某些维生素（如硫胺素、核黄素及叶酸等 B 族维生素和维生素 K）。如果长期或不适当地使用抗生素，抑制细菌的繁殖，使维生素的合成和吸收不良，易引起维生素缺乏或其他疾病。

营养物质在消化道消化生成的小分子化合物或由它们生成的某些中间产物，被吸收后通过血液进入细胞和各种组织。其中一部分在细胞里发生糖酵解或三磷酸循环等氧化分解过程，生成 ATP，为人体提供能量；转化过程生成的水、二氧化碳、氨、尿素等废物则排出体外。还有一部分则再通过其他酶的作用，发生一系列复杂的反应重新结合成人体所需的糖、蛋白质和脂肪等物质。例如，丙酮酸、磷酸甘油酯、葡萄糖、氨基酸、脂肪酸等小分子，可以分别合成人体中的多聚糖、蛋白质、脂类，为细胞、组织的形成提供原料。这些合成过程与组织的形成所需要的能量，是通过消耗 ATP 获得的。

营养物质在上述转化过程的各步反应都在各种酶的参与下进行。在转化过程中，还有 ATP 的生成和消耗。ATP 是一切生物细胞所共有的成分，是一种核苷酸，称为三磷酸腺苷。它是一种重要的辅酶，体内蛋白质、脂肪、糖和核苷酸的合成都需 ATP 参与。ATP 的分子结构可用图 2-4（a）表示。它的结构通常可以简单表示为 A—P～P～P，其中 A 代表腺苷，P 代表磷酸基团，～代表一种特殊的化学键，叫做高能磷酸键。ATP 发生水解反应时，分子中位于末端的第 2 个高能磷酸键，能很快地水解断裂，转化为二磷酸腺苷（ADP）和磷酸，同时释放出大量能量（多达 30.54kJ/mol）。ADP 分子结构可以用图 2-4（b）表示。ATP 转化为 ADP 释放出的能量可以供给蛋白质、糖原、卵磷脂、尿素等的合成，为生命活动提供能量。其反应式如下：

$$ATP + H_2O \longrightarrow ADP + H_3PO_4 \qquad \Delta H = -30.54kJ/mol$$

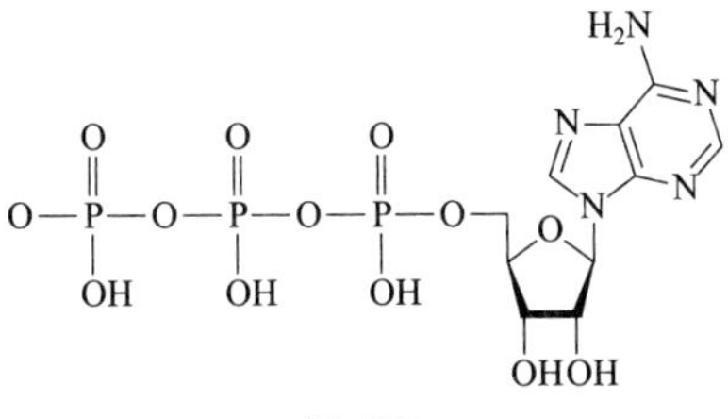

(a) ATP 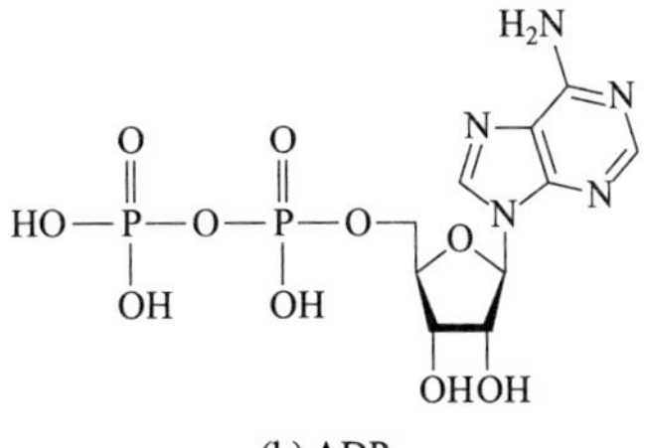   (b) ADP

图 2-4　ATP、ADP 分子结构式

在有能量提供的条件下，人体中的 ADP 也容易加上第 3 个磷酸基团，转化为 ATP，构成生物体的活细胞。人体内部时刻进行着 ATP 与 ADP 的相互转化，同时也就伴随有能量的释放和储存。人体中 ATP 合成后短时间内即被消耗，因此，人体不能储存 ATP，它的总量只有大约 0.1mol。人体细胞每天需要的能量要水解 200～300mol 的 ATP，因此，每个 ATP 分子每天要被重复利用 2000～3000 次。

2.2.2　酶催化作用的特点

食物的消化，糖类、蛋白质、脂肪等营养物质在体内的分解、转化都经过一系列的化学反应，这些反应都需要人体中各种酶的参与才能高效地进行。酶是由活的细胞产生的具有催化作用的有机物，人和哺乳动物体内的酶多达 5000 种以上。有些酶或是溶解于细胞质中，或是与细胞的各种膜结构结合在一起，或是位于细胞内其他结构的特定位置上，只有在被需要时才被激活，这些酶统称胞内酶。还有一些酶是在细胞内合成的，合成后再分泌到细胞外，这些酶称为胞外酶。

有了各种酶的催化作用，生物体细胞内错综复杂的物质代谢过程才能有条不紊地进行，使物质代谢与正常的生理机能互相适应。有了酶，人体才能成为一座高效的"化工厂"。

在化学反应中，只有能量高于所有分子的平均能量的分子，才能发生反应，这些分子称为活化分子。活化分子能量与反应物分子的平均能量的差，称为反应的活化能。酶在一定的温度、pH 等条件下，具有催化活性，是因为它能与反应物分子（称为酶的底物）结合成中间复合物，使这些分子处于一种过渡状态，这种中间复合物不是一种稳定的化学物质（不同于反应过程中的中间产物），它转变为反应产物或变回为底物（S）的概率是相等的。中间复合物参与化学反应需要的反应活化能大大降低，因此能很快地发生化学反应，脱离酶转化为反应生成物分子。从中间复合物分离出来的酶能继续和其他未反应的反应物分子形成中间复合物。酶通过降低反应的活化能，大大增加了活化分子的浓度，大大提高了化学反应速率，缩短了化学反应到达平衡所需的时间。酶的催化作用，依赖于酶分子空间结构的完整和精细，使它能对某种复合其底物具有高度特异性，产生高度的催化效能，正如一把钥匙与它能开启的锁，能精细地配合。

绝大多数的酶是蛋白质，少数是 RNA（核糖核酸），酶的分子结构很复杂。酶和蛋白质一样也具有一级、二级、三级，乃至四级结构。有些酶是由具有催化活性的单纯的蛋白质组成（即由氨基酸彼此结合组成的多肽链形成的具有四级结构的分子），称为单纯酶，例如胃蛋白酶等大多数的水解酶；

有些酶是由具有酶活性的蛋白质（称为酶蛋白或主酶）与非蛋白质的成分（辅助因子，称为辅酶）组成的，称为结合酶，如乳酸脱氢酶、转氨酶等。结合酶中的辅酶有两类，一类是金属离子，另一类是小分子有机化合物（如铁卟啉、含 B 族维生素的小分子有机物）。

组成酶的蛋白质，既具有蛋白质的一般理化性质，又具有高效、专一的催化活性。酶的活性受到温度、pH 等外界因素的影响。

人体内的化学反应，绝大多数都由专一的酶催化，一种酶能从成千上万种反应物中找出能作用的底物，这就是酶的特异性。依据酶所催化的反应的不同，酶可分成六大类：①氧化还原酶，促进体内的氧化还原反应，例如乳酸脱氢酶、过氧化氢酶；②转移酶，催化底物之间进行某些基团（如乙酰基、甲基、氨基、磷酸基等）的转移或交换，例如甲基转移酶；③水解酶，催化底物发生水解反应的酶类，例如淀粉酶、蛋白酶、脂肪酶等，它们分别催化淀粉、蛋白质、脂肪的水解反应；④裂合酶，能催化从底物中移去一个基团并留下双键的反应（或它的逆反应），例如脱水酶、脱羧酶等；⑤异构酶，催化各种同分异构体、几何异构体或光学异构体之间相互转化，例如异构酶、消旋酶等；⑥合成酶，催化两分子底物合成为一分子化合物等作用，例如谷氨酰胺合成酶等。

不同生物体内的酶发挥催化活性的最适宜的温度不同。动物组织中各种酶的最适温度为 $37\sim40℃$。微生物体内各种酶的最适温度一般为 $25\sim60℃$；也有例外的情况，如产气杆菌等体内的葡萄糖异构酶最适宜的温度为 $80℃$，枯草杆菌的液化型淀粉酶的最适温度为 $85\sim94℃$。温度过高或过低，酶的催化效率会降低，甚至失去催化活性。例如，最适温度在 $60℃$ 以下的酶，温度上升到 $60\sim80℃$ 时，大部分酶被破坏，发生不可逆变性，当温度接近 $100℃$ 时，酶的催化作用完全丧失。

pH 大于或小于酶的最适宜 pH，酶的活性也会降低，甚至发生不可逆的变化。人体中的大部分酶所处环境的 pH 值越接近 7，催化效果越好。但人体中的胃蛋白酶却适宜在 pH 值为 $1\sim2$ 的环境（胃酸可以维持这种酸碱度），胰蛋白酶的最适 pH 在 8 左右。

酶的催化作用还需要一定的维生素和微量元素，人从食物中摄取的维生素、微量元素也只有在酶的存在下才能发挥营养作用。有些物质能激活酶的活性，例如，钠、钾、铜、钙等阳离子，氯、溴、碘、硫酸根、磷酸根等阴离子；维生素 C、半胱氨酸、还原性谷胱甘肽等。许多酶只有某一种适当的激活物质存在时，才表现出催化活性或增强它的催化活性。相反，也有些物质能减弱、抑制甚至破坏酶的活性，如重金属离子、一氧化碳、硫化氢、氢氰酸、氟化物、碘化乙酸、生物碱、染料等。有的物质是一种酶的抑制剂，又可作为另一种酶的激活剂。

人体内酶种类越完整、数量越多，人体就越健康。如果某个酶缺损或活性减弱，需要该种酶催化的反应难以进行，就会发生物质代谢的紊乱，人类的疾病，大多数与酶缺乏或合成障碍有关。当人体内没有了活性酶，生命也就结束。许多先天性或遗传性的疾病是由体内缺乏某种酶所致。例如，白化病是由于酪氨酸羟化酶缺乏，蚕豆病是因为6-磷酸葡萄糖脱氢酶缺乏。许多中毒性疾病也是由进入体内的有毒物质使某些酶被抑制而引起的。例如，有机磷农药（如敌百虫、敌敌畏、内吸磷以及乐果等）中毒，是因它们与胆碱酯酶活性中心丝氨酸上的一个羟基（—OH）结合而使酶失去活性，造成乙酰胆碱在体内堆积，引起一系列中毒症状，如肌肉震颤、瞳孔缩小、多汗、心率减慢等。某些金属离子（如 Hg^{2+}）可与某些酶活性中心的必需基团（如半胱氨酸的—SH 基团）结合而使酶失去活性。

3
谷物的营养价值不可小觑

当今，食物的品种多样、丰富，为食物的选择提供了各种可能性。同时，由于饮食科学的普及，人们不仅讲究食物的色、香、味、性价比，也开始讲究吃什么更有利于健康，从食物的营养价值、热量来考量饮食，有益于增强体魄。女士们更讲究如何通过饮食，塑造体型，获得亮白、水嫩的肤质。

单就主食来看，米饭、馒头、面包、杂粮、薯芋……，种类很多，该吃什么？也有些女士为了保持身材，紧跟时下的潮流，把蔬菜、水果、鱼肉等当作主食。

据我国第二届"全民营养周"活动的媒体报道，近年来，随着生活方式的变化，中国居民膳食不均的问题日益凸显。《中国成年居民粗杂粮摄入状况》的权威调查显示，超过 80% 的中国成年居民全谷物摄入不足。针对这一现状，《中国居民膳食指南（2016）》将全谷物食品作为膳食宝塔中重要的"基础结构"进行重点推荐。《中国居民膳食指南（2016）》建议（图 3-1），一般成年人每天至少应摄入 50～150g 全谷物及杂豆。谷物消费量逐年下降，动物性食物和油脂摄入量增多，会导致热量摄入过剩；谷物过度精加工导致 B 族维生素、矿物质和膳食纤维丢失而引起摄入量不足，这些因素都可能增加慢性非传染性疾病的发生风险。看来，如何科学地看待膳食中的主食，成为一个亟需研究的问题。

我国的传统主食是大米、小米、面食、玉米（图 3-2）。大米是用稻谷制成的，面食是用小麦磨成的面粉制作的，它们都是谷物或谷物的制品。除大米、小麦以外，小米、玉米、大麦、燕麦、大豆等也都是重要的谷物。所有的谷物都是栽培的谷类（主要是指禾本科植物）的种子和果实，也是我国的传统主食。除谷物外，我国的主食还包括薯芋类的马铃薯、番薯（甘薯）、山芋等。

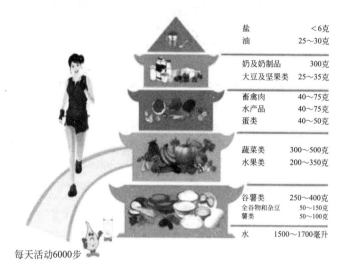

图 3-1　中国居民平衡膳食宝塔

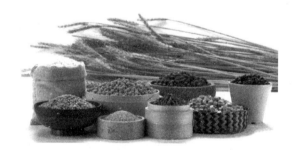

图 3-2　各种谷物

3.1　谷物的主要成分——淀粉

谷物是含大量碳水化合物的食物。谷物中的碳水化合物大部分是淀粉。要了解谷物的营养价值，需要先认识淀粉。

淀粉 [分子式 $(C_6H_{10}O_5)_n$] 是植物中存在的极为丰富的天然有机高分子化合物。淀粉是一种多糖,没有甜味。淀粉是植物体中储存的养分,植物的种子、根、茎等部位都含有淀粉。各类谷物中的淀粉含量都较高,大米中含淀粉62%～86%,麦子中含淀粉57%～75%,玉米中含淀粉65%～72%,马铃薯中则含淀粉超过90%。淀粉是重要的营养物质。无论是谷物、薯芋中的淀粉,还是从其他食物提取出来的淀粉,在口腔中都能与唾液中的淀粉酶(淀粉酶是水解淀粉和糖原的催化剂)作用,水解转化为葡萄糖、麦芽糖。这些食物进入胃肠后,其中的淀粉还能被胰脏分泌出来的淀粉酶水解,形成葡萄糖,在小肠中被小肠壁吸收,成为人体组织的营养物。葡萄糖在人体组织中,经过一系列复杂的转化过程,形成大量的ATP,为人的生命活动提供能量。多余的葡萄糖可以转化为脂肪。

淀粉有的可溶于水,有的不溶于水。淀粉遇碘溶液,有的显蓝色,有的显紫红色、棕红色等。这是为什么呢?

研究发现,淀粉分子结构有的呈直链状,有的呈支链状,分为直链淀粉、支链淀粉两种(图3-3)。直链淀粉又称可溶性淀粉,不溶于冷水,但溶于热水成大分子溶液。直链淀粉更容易被人体消化。支链淀粉是一种具有支链结构的多糖,在冷水中不溶,遇热水则膨胀而成糊状。天然淀粉中直链淀粉占20%～26%,如玉米淀粉含27%直链淀粉,马铃薯淀粉含20%直链淀粉,糯米淀粉几乎全部是支链淀粉,有些豆类的淀粉则全是直链淀粉。

直链淀粉含几百个葡萄糖单元,分子量较小,约为50000,具有无分支的螺旋结构。支链淀粉分子量比直链淀粉大,约为60000,分子中含几千个葡萄糖单元,每个葡萄糖单元有24～30个葡萄糖残基以α-1,4糖苷键首尾相连而成。

直链淀粉中,α-葡萄糖分子缩合成长链,由于分子内氢键的作用,卷曲成螺旋状结构。每个葡萄糖单元残基上的羟基暴露在螺旋外,溶液中的碘分子跟这些羟基作用,使碘分子(严格地说,是长链的聚 I_3^-)嵌入淀粉螺旋体的轴心部位,形成包合作用,生成包合物(图3-4)。这种包合物能较均匀地吸收一定波长的可见光,从而使溶液呈现出某种颜色。热的淀粉溶液(55℃以上),淀粉分子的螺旋结构伸开,不成环,不能形成蓝色配合物,不显蓝色。研究发现,淀粉跟碘生成的包合物的颜色,与淀粉的聚合度或分子量有关。在一定的聚合度或分子量范围内,随聚合度或分子量的增加,包合物的颜色变化从无色、橙色、淡红色、紫色到蓝色。直链淀粉的聚合度为200～980或分子量为32000～160000时,包合物呈蓝色。支链淀粉中葡萄糖聚合成树枝状交叉结构。分支很多的支链淀粉，平均聚合度为 20～28，它与长链的聚 I_3^- 形成的包合物是紫色的。糊精的聚合度更低，显棕红色、红色、淡红色等。淀粉和碘生成的包合物在 pH＝4 时最稳定，所以它的显色反应在微酸性溶液里最明显。可溶性淀粉溶液和碘溶液作用显蓝色，这一显色反应的灵敏度很高，可用于淀粉的检验。

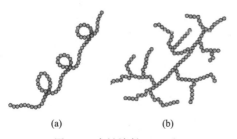

(a)　　　　　(b)

图 3-3　直链淀粉（a）和
支链淀粉（b）结构的差异

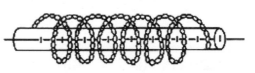

图 3-4　直链淀粉和碘的包合物结构示意图

不同的淀粉溶液遇碘呈现不同的颜色，例如，玉米淀粉、马铃薯淀粉、绿豆淀粉、糯米淀粉分别和碘溶液作用，糯米淀粉呈紫红色，绿豆淀粉呈蓝色，玉米淀粉和马铃薯淀粉溶液呈蓝紫色，未溶解的物质表面呈紫红色。这说明不同淀粉的组成成分存在差别。

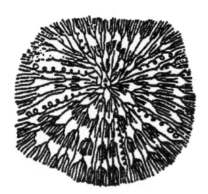

图 3-5　淀粉颗粒中
淀粉分子的排列

谷物中，淀粉以独立的淀粉颗粒存在，颗粒直径在几微米到几十微米之间，不同的淀粉颗粒直径和显微结构不同。淀粉颗粒中，直链淀粉和支链淀粉混杂，呈径向有序排列，构成结晶区和非结晶区，淀粉颗粒具有结晶区和非结晶区的交替结构（图 3-5）。加热（一般在 60～80℃）后，结晶区胶束间的氢键破坏，颗粒开始水合，吸水膨胀。淀粉颗粒破裂后，结晶区消失，大部分直链淀粉溶解到溶液中，溶液黏度增加，形成均匀糊状溶液，发生糊化作用。支链淀粉比直链淀粉易糊化，支链越多，糊化后黏度越大。淀粉的糊化，能改变淀粉的风味，改善口感，增加黏稠度，形成凝胶，使淀粉变得易于消化吸收。糊化后的淀粉，冷却后会逐渐脱水、老化，口感变差，变得不易消化吸收。

糊化过程，实质上是淀粉从有序结构向无序结构的转化。淀粉糊化过程比较复杂，受许多因素影响。淀粉颗粒中不溶性的淀粉分子组成"胶束"集合体，这些胶束分子之间的吸引力很强，水分很难进入胶束中，所以不溶性淀粉不溶于冷水。用水在常温下浸泡，淀粉颗粒的体积略有膨胀，若冷却干燥，颗粒可以复原。温度升高至一定程度时，胶束分子运动加速，可以克服胶束分子间引力，水分进入淀粉微晶间隙，吸水量大大增加，发生溶胀，胶束破裂，破裂的胶束分子便向各方向散乱展开，淀粉粒膨胀达原始体积的50~100倍，扩展开来的胶束分子相互连接成一个网状的含水胶体，发生糊化，糊化后的淀粉称为α-淀粉。将新制备的糊化淀粉浆脱水干燥，可得易分散于凉水的无定形粉末，即"可溶性α-淀粉"。

不同淀粉的糊化温度不一样，同一种淀粉颗粒大小不一样，糊化温度也不一样，颗粒大的先糊化，颗粒小的后糊化。影响淀粉糊化的因素很多，例如水分含量：常压下水分在30%以下，难以完全糊化，水分少，糊化也不均匀；当水分含量达40%时，若采用封闭的加热方式，外侧首先糊化，水分向外侧移动，使内部水分含量减少，使之不易糊化（糊化不均匀），若敞开加热，糊化、干燥同时进行，形成的不完全糊化皮膜妨碍了水的移动，内部容易糊化。淀粉50℃时开始吸水膨胀，60℃时开始发生糊化。在糊化的开始阶段，水分被亲水性的蛋白质高分子夺去，妨碍糊化进行；当达到一定温度时，亲水性高分子变性，水分子游离出来，能促进淀粉糊化。面粉中本身所含的脂质能够进入淀粉的螺旋结构内部，形成复合体，有利于糊化。面粉中的磷脂，可以促进小麦淀粉糊化。酸度也会影响糊化：pH<4，容易糊化；pH在5~7，对糊化影响不大；pH>7，促进糊化。搅拌有助于淀粉粒的崩裂，浓度越大，搅拌起的作用越大。淀粉酶能使淀粉分子量降低，促进糊化。

在工业生产上，经常需要选用淀粉酶催化淀粉的水解，制造相应的产品。淀粉酶有α-淀粉酶、β-淀粉酶、葡萄糖淀粉酶等类别。在α-淀粉酶的作用下，直链淀粉水解最终产物以葡萄糖为主，支链淀粉水解生成麦芽糖、葡萄糖、麦芽三糖和α-糊精。在β-淀粉酶作用下，直链淀粉水解主要生成麦芽糖（只有少量葡萄糖），支链淀粉水解生成糊精。淀粉酶要在一定温度和适合的pH下才能发挥催化活性。α-淀粉酶在pH4.5~7.0、40℃时活性最大。β-淀粉酶最适合的pH是5.0~6.0，在20℃以下能稳定发挥作用。

3.2 谷物用什么养育我们

数千年来，谷物（图3-6）是养育中华民族不可或缺的粮食，我们不可小觑它们的营养价值。从化学视角看，谷物中的营养物质是什么，其营养价值如何？

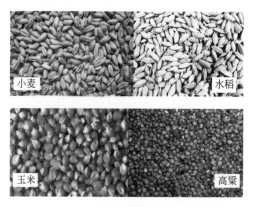

图 3-6　四种常见谷物

谷物为人类提供了 50% ~ 80% 的热能、40% ~ 70% 的蛋白质、60% 以上的维生素 B_1。各种谷类营养素的含量，受到谷物种类、品种、产地、生长条件和加工方法的影响。

人们活动所需要的热能主要来自于谷物中含有的碳水化合物（约占谷物的 70% ~ 80%），谷物中淀粉可利用率高（达 90% 以上），是人体热能的最经济的来源。

淀粉是多糖，要经过一系列的转化变成单糖（主要是葡萄糖），才能为人所吸收利用。含淀粉的食物进入口腔，在唾液中的淀粉酶的作用下，部分转化为二糖（如麦芽糖）进入胃，在胰脏分泌的酶的作用下淀粉继续水解成麦芽糖，再进一步水解成葡萄糖，形成各种单糖的混合物进入血液，成为血糖。血糖含量过高时，会进入肝脏，在肝脏中转化为肝糖并储藏在肝脏中。如果血糖含量太低，肝糖能水解成为单糖，进入血液。血液把单糖输送到人体组织中，或氧化生成 ATP 或分解生成乳酸与 ATP。ATP 与水反应，释放出热量，转化为二磷酸腺苷（ADP）。因此，淀粉可以为人体提供热量。

对于正常人来说，糖类是一种不可缺少的营养物质。肌肉组织的营养来源主要是糖类而不是脂肪物质。糖类食物可提高人体的血糖水平，向肌肉提供能量。单糖对于体弱的病患者来说是最主要、最快捷的营养来源。无法进食的病人要从静脉注射葡萄糖。由于糖尿病患者无法正常进行糖的代谢，不宜吃高糖食品。一些人错误地认为，多吃糖会得糖尿病。糖尿病的病因并非为糖类的摄入，而是由于遗传或者其他因素，使代谢系统发生缺陷，无法正常进行糖的代谢，造成血糖高。

谷物中蛋白质的含量，水稻约 6%，玉米约 10%，小麦约 10%。谷粒外层蛋白质较里层含量高，精制的大米和面粉因去除了外皮，蛋白质含量较粗制的米和面低。谷物中所含蛋白质都不是完全蛋白质，不同的谷物蛋白质中所含的氨基酸种类不同，多种谷物混合食用，或者谷物与动物性食物混合食用，主副食搭配，就可以满足营养的需要。

谷物的脂肪含量较低，水稻（白米）约含 0.8%，玉米约含 4.3%，小麦约含 1.5%。脂肪主要存在于谷物的糊粉层及谷胚中，大部分是有益于心血管健康的不饱和脂肪酸，还有少量磷脂，胚芽油中含有较多的有抗氧化作用的维生素 E。

谷类是 B 族维生素的重要来源，其中维生素 B_1、维生素 B_2 和烟酸较多。小米、玉米中含有胡萝卜素。谷类胚芽中含有较多的维生素 E，这些维生素大部分集中在胚芽、糊粉层和谷皮里。因此，加工精细的白米、白面中维生素含量很少。

谷类中无机盐的含量为 1.5% 左右，其中主要是磷和钙，此外还含有较多的镁。谷类的无机盐也大都集中在谷皮和糊粉层。粗制的米和面中无机盐的含量较精制的大米、面粉要高。谷类所含的钙和磷，绝大部分以植酸盐形式存在，植酸盐不易为机体吸收利用。但是，谷物中有植酸酶，可分解植酸盐，释放出游离的钙和磷，增加钙、磷的利用率。米、面在经过蒸、煮或焙烤时，约有 60% 的植酸盐可水解而被吸收利用。

大米中 60%～70% 的维生素、矿物质和大量必需氨基酸都聚积在外层组织中。精制的白米洁白细腻，但是由于外层组织大多被除去，营养价值损失了，再经过淘洗，外层维生素和矿物质进一步流失，营养价值大大降低。据测定，糙米钙含量是白米的 1.7 倍，铁含量为 2.75 倍，烟碱为 3.2 倍，维生素 B_1 为 12 倍，维生素 E 为 10 倍，纤维素高达 14 倍。糙米中米糠和胚芽部分的维生素 B 和维生素 E，能提高人体免疫功能，促进血液循环。糙米中钾、镁、锌、铁、锰等元素，有利于预防心血管疾病和贫血症。糙米保留的膳食纤维，可促进肠道有益菌增殖，加速肠道蠕动，软化粪便，预防便秘和肠癌。

有研究认为，南方老百姓习惯食用的大米（图 3-7）中还含有一些特殊的营养成分。例如：

① γ-谷维素。它能减弱黑色素细胞活性，抑制黑色素的形成、运转和扩散，缓解色素沉着，降低毛细血管脆性，提高肌肤末梢血管循环功能，进

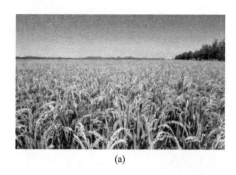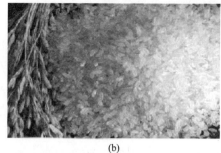

(a)   (b)

图 3-7　水稻（a）和大米（b）

而防止肌肤皲裂和改善肌肤色泽，使肌肤润白亮泽。

　　② 稻糠甾醇。它能有效保持肌肤表面水分，能在短时间里让角质水分充盈，使弹力纤维及胶原蛋白处在充满水分的环境中，能维持细胞的柔软和湿润，促进肌肤新陈代谢、抑制肌肤发炎，可防日晒红斑、肌肤老化。

　　③ 原花青素。它可以对抗肌肤衰老，是国际上公认的清除自由基最有效的天然抗氧化剂。有助于恢复胶原蛋白活力，使肌肤平滑而有弹性，有助于胶原蛋白纤维形成交联结构，预防胶原纤维及弹性纤维的退化，使肌肤保持应有的弹性及张力，避免肌肤下垂及皱纹产生，还可帮助恢复因受伤和自由基所引起的肌肤皱纹和过早老化。

4

各有千秋的大米、小米和面粉

大米、小米、面粉是稻谷、小米、小麦三种谷物的制成品，它们是我国南方、北方老百姓习惯食用的主食，从营养价值看，各有千秋。

4.1 大米、小米的成分、营养价值与食用

图 4-1 是稻谷的谷粒结构和成分示意图。谷粒经清理、砻谷、碾米、成品整理等工序后就成为我国南方人民的主食。大米的主要营养成分是蛋白质、脂肪和碳水化合物。大米中含碳水化合物 75％左右，蛋白质 7％～8％，脂肪 1.3％～1.8％，并含有丰富的 B 族维生素等。大米中的碳水化合物主要是淀粉，所含的蛋白质主要是米谷蛋白，其次是米胶蛋白和球蛋白。大米蛋白质的生物价值（评估蛋白质营养价值的生物方法，可以简单看成是每 100g 食物来源蛋白质转化成人体蛋白质的质量）、所含氨基酸的比例比小麦、大麦、小米、玉米等禾谷类作物都要高。但大米蛋白质中赖氨酸和苏氨酸的含量较少，所以不是一种完全蛋白质，其营养价值比不上动物蛋白质。其消化率为 66.8％～83.1％，人体容易消化吸收。大米相对于其他谷物含有较多的脂肪和碳水化合物，短时间内可以为人体提供大量的热量。

大米有粳米和糯米两种。以粳米为例，在每 100 g 粳米中，含蛋白质（蛋白质食品）6.7g，脂肪 0.9g，碳水化合物 77.6g，粗纤维 0.3g，钙（钙食品）7mg，磷 136mg，铁 2.3mg，维生素 B_1 0.16mg，维生素 B_2 0.05mg，烟酸 1mg。其中，蛋氨酸 125mg，缬氨酸 394mg，亮氨酸 610 mg，异亮氨

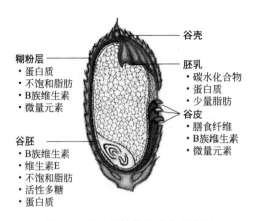

图 4-1　谷粒的结构和成分示意图

酸 251mg，苏氨酸 280mg，苯丙氨酸 394mg，色氨酸 122mg，赖氨酸 255mg。

　　大米按其加工精度分为一等、二等、三等、四等四个等级。稻谷经加工仅碾去谷壳后为糙米。糙米是一个完整的果实，一般需经过进一步加工才能食用，糙米的贸易量不大。糙米经进一步加工，碾去皮层和胚（即细糠），只剩下胚乳，成为我们平时食用的白米或大米。我国白米分特等、标准一等、标准二等、标准三等四个级别。

　　市场上出售的大米品种很多，要注意区别。例如，真正的有机大米，要使用改良场推荐的良质大米品种，采用自然农耕法种植。栽培过程中不使用化学肥料，只使用有机肥料，不使用农药（包括生长调节剂），种植的土地没有发生污染。用专用的优良碾米机械设备加工，达到香、黏和无怪味的要求。

　　在蒸煮米饭的过程中，大米中淀粉、蛋白质发生水解、变性，变得易于消化。大米用 30℃ 左右的水浸泡 30min 左右，再蒸煮，米粒吸水膨胀而破裂，逐渐水解。加热煮沸后，在 98℃ 左右，约经 20min，大米淀粉水解糊化，β-淀粉转化为 α-淀粉，水解成糊精，部分还能水解成简单糖类。此时，大米中的蛋白质也发生变性，B 族维生素结构也发生改变，逐渐成为柔软、有黏度、有一些透明度的，含水 60%～65%，易于消化吸收的米饭。用高压锅煮饭，温度更高，淀粉糊化更快、更彻底，饭熟得更快。

　　大米品种不同，烹调方法不同，食物的营养功能略有不同。用大米蒸煮米饭（干饭）或稀饭，由于蒸煮过程中淀粉的糊化程度不同，影响米饭的口感。例如，等量大米煮成的干饭比稀饭对血糖的影响小。糖尿病患者早餐进食干饭有利于控制血糖，胃肠溃疡患者经常喝稀饭（粥）可以保护胃肠壁。糯米性黏滞，不易消化，肠胃消化不好和患热性病的人不宜常吃。

小米是中国北方人们的主要粮食之一，除食用外，还可酿酒、制饴糖。小米的营养价值很高，含有人体所需的 9 种必需氨基酸。小米中的维生素 B_1、维生素 E、镁、钙是大米的 3 倍多；膳食纤维、铁、钾、磷、硒是大米的 2 倍多；小米的不饱和脂肪酸是大米的 4 倍。小米还含有一般粮食中没有的胡萝卜素，维生素 B_1 的含量位居所有粮食之首。小米中钾含量高，钠含量较低。小米的营养价值整体比大米高。

小米可以熬粥、煮饭，磨成小米面做饼、窝头、丝糕、发糕。小米熬粥时上面浮的一层细腻的黏稠物，俗称为"米油"。"米油"的营养极为丰富，滋补力最强，民间有"米油可代参汤"的说法。

4.2 面粉的成分、营养价值与食用

面食也是我国北方老百姓喜爱的主食。面粉大多是用小麦加工生产的。小麦的麦粒（图 4-2）主要由三部分组成：麸皮、胚芽和胚乳。其中，麸皮是小麦的外皮，麸皮主要含的是纤维，约占整粒小麦的 18%～25%；胚芽只占 1%～2.5%，含有维生素、矿物质和油脂；胚乳的主要成分是淀粉、蛋白质，胚乳占 80%～85%。

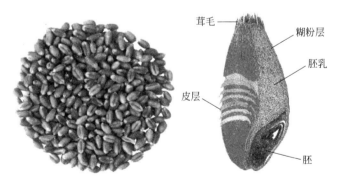

茸毛

糊粉层

胚乳

皮层

胚

图 4-2 麦粒的结构

小麦有健脾益肾、养心安神的功效。心烦失眠者可用小麦与大米、大枣一起煮粥服食。此外，麸皮含高膳食纤维，对高脂蛋白血症、糖尿病、动脉粥样硬化、痔疮、老年性便秘、结肠癌都有防治作用。

人们平常食用的面粉是麦粒经过制粉工艺加工，使麦麸、麦胚和胚乳分离，用胚乳磨细制成的。全麦粉则是整粒小麦在磨粉时，仅仅经过碾碎，而不需经过除去麸皮的程序，整粒小麦（包含麸皮与胚芽）全部磨成的粉。

面粉加工是物理分离过程，并不改变小麦胚乳原有的化学特性。面粉的主要营养成分就是糖类和蛋白质。面粉的蛋白质含量，是决定它的食用品质、加工品质和市场价值的最重要的因素。人们按面粉中蛋白质含量的多少，把面粉分为高筋面粉、中筋面粉、低筋面粉及无筋面粉。它们的蛋白质含量、制作面粉类食品的用途如表4-1所示。其中高筋面粉又以蛋白质、矿物质的含量差异分为一等粉、二等粉。越是用麦粒中央部分磨出的面粉，其等级也就越高；随着混入外皮磨出的面粉量的增多，其等级也就越低。面粉的等级还与麦粒外皮和胚芽中的矿物质（灰分）的含量有直接关系，矿物质的含量越高，面粉的等级越低；相反，其含量越低，面粉的等级也就越高。

表 4-1　面粉的分类及用途

蛋白质含量/g	用途
高筋面粉　10.5～13.5	面包
中筋面粉　8.0～10.5	面条、点心
低筋面粉　6.5～8.5	点心、菜肴

高筋面粉颜色较深，有活性且光滑，手抓不易成团状，适合做面包以及部分酥皮类起酥点心。选用高筋面粉（最好用面包专用粉）制作的面包，就有拉丝效果及细腻口感。中筋面粉颜色乳白，介于高、低筋面粉之间，体质显得较松散，用于包子、馒头、面条制作。市售的没有说明等级的面粉，一般都可当作中筋面粉用。低筋面粉颜色较白，手抓易成团，蛋白质含量低，麸质较少，筋性弱，适合做蛋糕、松糕、饼干等西点。根据经验，抓起一把面粉攥紧捏成团后松开，轻轻掂量，粉团很快散开的是高筋粉，粉团能保持形状不散的是低筋粉。一般说来，面粉的筋度越高，吸水率越高；反之面粉的筋度越低，吸水率越低。

用面粉制作的面食制品种类很多（图4-3）。从面食制品是否具有面粉的独特风味来看，等级低的面粉要比等级高的面粉更好。全麦面包就是用含有麸皮的小麦磨出的全麦粉做的。面粉矿物质含量对面食制品的性质不会有太大的影响，只是矿物质含量多的面粉稍带灰色，做出的制品（如面包）颜色会发乌发暗。

超市出售的普通家用面粉，少用"高筋面粉、中筋面粉、低筋面粉"来

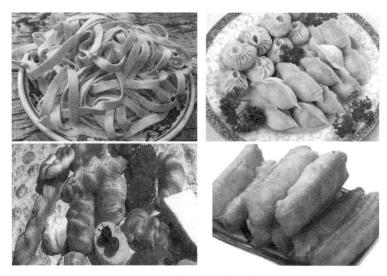

图 4-3　丰富的面食制品

区分，大多会以"包子粉""饺子粉"或者"特一粉""精制粉"作为商品名，通俗易懂。但是，"面包粉"不等于高筋面粉，一般的"面包专用粉"，为了增加蛋白质的含量，提高面粉的制作性能，向面粉中添加了麦芽、维生素以及谷蛋白。

　　用传统石磨加工出来没有任何添加剂的面粉称为石磨面粉。这种加工方法，不会破坏小麦中的营养物质，可以最大限度地保留小麦中的蛋白质、面筋质、胡萝卜素、碳水化合物、钙、磷、铁、维生素 B_1、维生素 B_2 等营养物质，还可以保持面粉的分子结构，保留了小麦的原汁原味。用石磨面粉制作的各种面食口感柔韧、麦香浓郁、营养价值更高，是真正天然绿色的健康食品，只是面汤颜色会呈现淡黄色。

　　在面粉加工过程中，为了使面粉增白，提高焙烤面粉制品的质量，往往会添加一些面粉处理剂。例如，为了提高面粉的筋度，使面粉可以满足生产拉面、水饺等的需要，会添加面粉增筋剂（主要成分是维生素 C 等）；为了提高面粉品质和等级，会添加面粉改良剂；为了给面粉增白，氧化漂白面粉中色素，加快面粉在制造过程中的后熟，会添加面粉增白剂（用碳酸钙、硫酸钙稀释的过氧化苯甲酰、过氧化钙等）；为了破坏面粉的筋度，使面粉可以用来生产饼干、桃酥，会添加面粉减筋剂；为了满足加工面包的需要，会添加面包改良剂，使面包组织结构细腻，气泡均匀。

　　面粉添加剂在面粉中的添加量一般在万分之几，但品种很多。随着人们对所使用的添加剂认识的提高，为了防止添加剂对人体健康的影响，面粉添加剂的品种近年来已有所减少。一些消费者和面粉经销商错误地认为面粉加工的面制品越白越好，一些面粉加工企业迎合市场需要，在加工面粉时超量添加过氧化苯甲酰（在允许添加量以内过氧化苯甲酰对人体健康无危害）。这会增加过氧化苯甲酰对人体上呼吸道、皮肤的刺激作用，破坏面粉中叶酸等微量营养素，增加人体的肝脏负担。长期食用过氧化苯甲酰还可能会引起慢性苯中毒。随着我国小麦品种改良和面粉加工工艺水平的提高，现有的加工工艺能够满足面粉白度的需要。我国原卫生部等 6 部门已规定，自 2011 年 5 月 1 日起，禁止在面粉生产中添加过氧化苯甲酰、过氧化钙。

5

薯芋也是主粮

　　人们的主食除了谷物，还有薯芋。在地上生长的具有可供食用块根或地下茎的作物，都属于薯芋类作物。薯芋中，最常见的是土豆（马铃薯）、红薯、山芋、木薯、山药（薯蓣）、脚板薯等。这些薯芋可食用部分含有大量淀粉和糖分，可作蔬菜、杂粮、饲料，也可用于制淀粉、生产乙醇。

　　土豆烧（炖）牛肉（图 5-1，见下页）是 20 世纪五六十年代，我国人民心目中的苏联"共产主义"生活的图像。土豆烧牛肉这道菜肴起源于匈牙利，之后才传入苏联。马铃薯被称为"地下苹果"，营养成分全面，营养结构比较合理。有人把马铃薯被称为"十全十美"的营养食品，它富含膳食纤维，脂肪含量低，有利于控制体重，预防高血压、高胆固醇及糖尿病等。马铃薯既可作为主食，也可以作为蔬菜。欧洲国家马铃薯的人均年消费量稳定在 $50\sim60kg$，俄罗斯人均消费量更达到 170 多千克。马铃薯配上蛋白质含量高、味道鲜美的牛肉烹调，主副食兼具，营养价值高，口味好，又有饱腹感，不愧为一种好的膳食。

5.1　马铃薯的营养价值与主粮化

　　人们常称的土豆是马铃薯的块茎（图 5-2），一般也直接称为马铃薯。它原产于南美洲安第斯山地区，人工栽培历史最早可追溯到大约公元前 8000 年到公元前 5000 年。马铃薯产量高，营养丰富，对环境的适应性较强，现已遍布世界各地。目前，马铃薯是全球第四大重要的粮食作物（仅次于小麦、稻谷和玉米）。马铃薯传入中国只有三百多年的历史。现在，我国已是世界马铃薯总产量最大的国家。

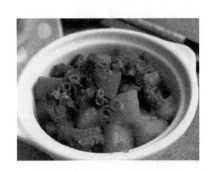

图 5-1　美食——土豆烧牛肉

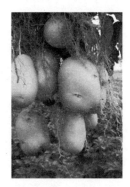

图 5-2　土豆

5.1.1　马铃薯的营养价值

新鲜的马铃薯含有大约 80％的水分和 20％的干物质。干物质的 60％～80％为淀粉，还含有葡萄糖、果糖和蔗糖等糖类物质。按干重计算，马铃薯还含蛋白质 1.5％～2.3％，含量与谷物的蛋白含量相似，比其他植物块根和块茎的蛋白含量要高得多。马铃薯中蛋白质的营养价值很高，含有 18 种氨基酸，包括人体不能合成的各种必需氨基酸。其品质相当于鸡蛋的蛋白质，容易消化、吸收。此外，马铃薯还含脂肪 0.1％～1.1％，粗纤维 0.6％～0.8％。由于马铃薯块茎中含有丰富的膳食纤维，所以胃肠对其消化、吸收较慢。食用后其停留在肠道中的时间比米饭长得多，所以更具有饱腹感，同时还能帮助带走一些油脂和废物，具有一定的通便排毒作用。马铃薯还含有多种维生素。新鲜马铃薯也是所有粮食作物中维生素含量最高的，其含量相当于胡萝卜的 2 倍、大白菜的 3 倍、番茄的 4 倍，B 族维生素更是苹果的 4 倍。马铃薯可为人类提供维生素 C、维生素 A（胡萝卜素）、维生素 B_1（硫胺素）、维生素 B_2（核黄素）、维生素 PP（烟酸）、维生素 E（生育酚）、维生素 B_5（泛酸）、维生素 B_6（吡哆醇）、维生素 M（叶酸）和维生素 H 等。维生素 C 是一种强效的抗氧化剂，据研究一个 148g 的马铃薯可提供人体每日所需维生素 C 的 45％。此外，马铃薯还含有多种矿物元素，如钙、磷、铁、钾、碘。在 20 多种人们经常食用的蔬菜、水果中，马铃薯含钾最多，是高钾低钠食品，很适合水肿型肥胖者食用。

5.1.2　马铃薯的主粮化

马铃薯既可作为蔬菜，也可作为主粮。我国习惯上把它当作蔬菜，世界上有很多国家将马铃薯当作主粮，人均消费量很大。许多国家十分重视马铃薯加工食品的生产。马铃薯加工成全粉，储藏时间长（在常温下可储存 15 年）。用马铃薯加工的食品多达 100 余种，例如薯条、薯片，速溶全粉、淀粉，还可制作成花样繁多的糕点、蛋卷。

与小麦、玉米、水稻相比，马铃薯种植地域广、产量大。马铃薯耐寒、耐旱、耐瘠薄，适应性广，种植容易，"省水、省肥、省药、省劲"。一些国家把马铃薯全粉列为战略储备粮。许多专家认为，随着全球人口的快速增加，"在未来世界出现粮食危机时，只有马铃薯可以拯救人类"。2005 年，联合国粮食及农业组织（以下简称"联合国粮农组织"）大会通过了秘鲁常驻代表提出的一项提议，该提议寻求将世界对粮食安全问题关注的重点转移到马铃薯的种植与应用，增强发展中国家对于马铃薯种植重要性的认识。联合国认定 2008 年为国际马铃薯年。2015 年，我国启动了马铃薯主粮化战略，马铃薯将成为稻谷、小麦、玉米外的又一主粮。我国决定大力推进马铃薯加工，把马铃薯加工成粉，再制成馒头、面条、米粉等主食。有关领导表示，国家要努力提高马铃薯的种植面积、单产水平和总产量，提高主粮化产品在马铃薯总消费量中的比重。现在，我国已成功开发了马铃薯全粉占 35％以上的馒头、面条、米粉等主食产品和面包等休闲食品。

食用马铃薯，也要讲究科学。马铃薯蛋白质、钙和维生素 A 含量稍低，和大米、面粉一样，作为主粮还要配以各种副食品。例如，和全脂牛奶配合，补充蛋白质、钙和维生素，就可以维持良好的健康状态。

许多人喜欢吃油炸马铃薯片，其实这种吃法不健康。100g 马铃薯过油炸后，脂肪含量会从 0.1g 增至 1.7g，所含的热量随之增大。为了更可口，炸马铃薯常使用牛油和盐，这使钠离子、脂肪含量进一步提高，对人体健康更不利。马铃薯含有少量（0.005％～0.01％）有毒的生物碱（主要是龙葵碱和毛壳霉碱），没有发芽的马铃薯，这些生物碱不会造成中毒，而且在 170℃的高温下就会分解。如果马铃薯发芽，幼芽和芽眼部分的生物碱含量会升高（可达 0.3％～0.5％），如果一次性食入龙葵碱 0.2～0.4g 可引起急性发芽马铃薯中毒。有少许发芽的马铃薯，要挖掉发芽部分及芽眼周围部分，用水浸泡半小时以上，倒掉浸泡水，再加水和适量食醋，使生物碱分解，失去毒性。把马铃薯储存于干燥阴凉处，或经辐照处理可以防止马铃薯发芽。

5.2 番薯重新获得人们的青睐

番薯又称甘薯（图5-3）在很长的一段历史时期里，是我国重要的主粮。番薯在灾荒的年代是我国老百姓的救命食物。粮食富足了，番薯往往不被人们重视。随着社会的发展，人们的饮食观念有了变化，番薯的"社会地位"又得到提高，又成为人们喜爱的食品。世界不少国家称它为"长寿食品"。

番薯最早种植于美洲中部墨西哥、哥伦比亚一带，由西班牙人携至菲律宾等国栽种。番薯引入中国，约在明朝万历年间。据记载，当时在吕宋（现位于菲律宾）做生意的福建长乐人陈振龙同其子陈经纶，见当地种植的"甘薯"生熟都能吃、产量高，在贫瘠的土地上也可种植，就决心把它引入山多田少、土地贫瘠、粮食不足的家乡。经历一番波折，陈振龙终于成功把它引入福建，并称之为"番薯"。后来，我国明代著名科学家徐光启得知福建等地种植的番薯可以救荒，便自福建引种到上海，随之向江苏传播。陈振龙的后代又在康熙初年把番薯引种到浙江、河南、河北、山东等地。番薯逐渐在华北地区得到推广，到清朝已在全国广为种植，成为中国仅次于水稻、小麦和玉米的第四大粮食作物。福州市区的于山风景区至今仍建有先薯亭（图5-4），亭旁有石碑记述、颂扬陈振龙引进番薯的功绩。

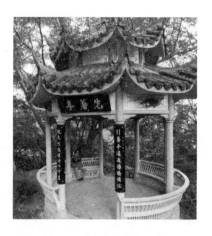

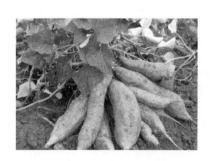

图5-3 番薯   图5-4 福州于山先薯亭

番薯是一种营养齐全而丰富的食品，产量又高。革命时期，红军在福建龙岩，从山区农民那里得知番薯可以当主粮，便和山区农民一起在房前屋后种上番薯，帮助解决粮食困难。

番薯和其他薯类一样富含膳食纤维，是很好的清肠食品。此外，番薯富含碳水化合物、蛋白质（其中含有 8 种氨基酸）、脂肪、磷、钙、钾、胡萝卜素、维生素 A、维生素 C、维生素 E、维生素 B_1、维生素 B_2。每 100g 鲜薯块含碳水化合物 29.5g，脂肪 0.2g，磷 20mg，钙 18mg，铁 0.4mg。番薯脂肪含量少（0.2%），不饱和脂肪酸的含量十分丰富。番薯中 β-胡萝卜素是维生素 A 的前体，β-胡萝卜素和维生素 C 具有抗氧化作用，有助于保护脱氧核糖核酸（DNA），起到一定的抗癌作用。由于它富含膳食纤维，能减少脂肪和胆固醇在肠内的吸取，有助于降低胆固醇，促进脂质的新陈代谢，也有益于维持人体内的酸碱平衡。

番薯薯肉的颜色有红、白、紫三种。三种颜色的番薯营养成分大同小异。它们都富含膳食纤维、淀粉、维生素 C、钾元素等，吃起来都很有饱腹感。薯肉红色的，含单糖多、甜度大，淀粉相对少些，质地较软，含有较多的类胡萝卜素，其中的 α-胡萝卜素有助于预防心脑血管疾病和癌症，β-胡萝卜素可以在人体内转化为维生素 A，有利于保护视力，叶黄素等则有利于视网膜和心脏的健康。薯肉白色的，淀粉含量相对较高，口感较粉、较干，但蛋白质含量相对较低，可以和米、面搭配着吃。薯肉紫色的紫薯，有人认为是转基因的番薯，那是误解，薯肉呈紫色是因为其富含花青素。花青素有很强的清除自由基、抗氧化作用，对保护肝脏、改善肠道菌群有益。紫薯淀粉含量相对较低，蛋白质含量相对高一些。

番薯有多种烹调方法。蒸番薯，营养成分不易流失；煮番薯，营养成分容易溶入水中，部分流失（把番薯煮成粥可以减少营养流失）；烤、炸番薯，可能导致可溶性糖分和少量蛋白质发生反应，香味浓郁，但部分营养被破坏，烤或炸焦了，可能产生对人体有害的物质。

番薯可以加工成番薯干（地瓜干）。整块番薯蒸熟去皮，然后压制、烘烤，即可制成香甜的番薯干，可以长时间保存。番薯干是福建连城的传统土特产。连城红心番薯干，色黄中透红，味道甜美，质地软韧，耐嚼，保留着自然的色泽和品质，葡萄糖和维生素 B 含量高，很受人们喜爱。既可当零食，也可烹调作为酒席名菜。在清朝，连城番薯干是皇宫的贡品。

番薯中含有丰富的纤维素和淀粉物质，食用不易消化，又能促进胃酸的分泌，食用过多会出现消化不良，胃酸反流进入食管，会产生"烧心"的感觉。胃溃疡及胃酸过多的患者不宜食用。番薯中还含有"气化酶"，在胃肠道中容易分解食物的营养成分，产生大量二氧化碳气体，引起腹胀、打嗝、放屁、吐酸水等不适症状。食用番薯，最好和米、面搭配，并配以咸菜或喝点菜汤，可以避免烧心、吐酸水、肚胀排气等不适。用番薯代替一部分米、面作主食，或当做加餐零食，在早餐或午餐时吃，可以给肠胃充足的消化时间。《中国居民膳食指南（2016）》建议，成人每天的薯类摄入量以 50～100g 为宜。

6

豆浆和牛奶是富有营养的食物

　　豆浆和牛奶（图 6-1）是常见的饮料，富含各种营养物质，老少皆宜。豆浆可以制作成豆腐、豆腐皮。牛奶也可加工制成奶酪、酸奶。这些也都是富有营养、人们喜爱的食品。

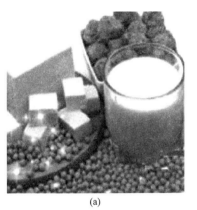
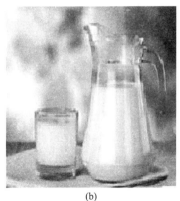

(a)　　　　　　　　　　　　　(b)

图 6-1　大豆、豆浆、豆腐（a）及牛奶（b）

　　据研究，1900 多年前，我国就已经开始用大豆制作以及饮用豆浆。豆浆不仅是我国人民喜爱的饮料、食品，在欧美也享有"植物奶"的美誉。牛奶也是最古老的天然饮料之一，被誉为"白色血液"。西方国家及我国以畜牧业为主业的地区，牛奶是不可缺少的饮品。随着西方文化的传播，饮用牛奶、食用奶酪的习惯也越来越得到我国老百姓的认同。

　　豆浆、牛奶是哪些物质分散或溶解在水中形成的？为什么豆浆、牛奶在通常条件下能成为稳定的液体，经过简单加工，又能聚沉，变形成半固体的酸奶、豆腐花、豆腐，制成固体的豆干、腐竹或奶酪？豆浆、豆腐、牛奶、奶酪的营养价值有什么相同、不同之处？

6.1　豆浆和牛奶的奇特性质

自然界中一种物质通常总是分散在其他物质中，形成混合物。不同的物质分散在水中，形成的液态物质，依据分散系的特点可以分为溶液、胶体（液溶胶）和浊液三类。

物质（分散质）以直径小于 1nm 的分子或离子分散在水中，形成水溶液，如食盐、蔗糖溶于水。溶液是均匀、稳定的体系。溶液中的溶质分子、离子可以通过滤纸和半透膜（一种薄膜，如动物的肠衣、禽蛋外壳和蛋清间的膜）。

分散质以直径大于 100nm 的微小固体颗粒或小液滴分散在水中，形成浊液（如细沙、食用油以小颗粒分散在水中）。浊液不均匀、不稳定，容易沉聚、分层。浊液中的小颗粒不能通过滤纸和半透膜。乳浊液中的液态小颗粒在有乳化剂存在下，可以形成相对稳定的乳浊液。

直径为 1～100nm 的分散质分散在水中，形成液态的胶体（液溶胶）。液溶胶是一种高度分散的多相、不均匀体系，在一定条件下能稳定存在，稳定性介于溶液和浊液之间，属于介稳体系。胶体颗粒能通过滤纸的空隙，不能通过半透膜。胶体中分散质微粒直径较大，对可见光（波长为 400～700nm）能产生散射作用。用一束光线透过胶体，从垂直入射光方向可以观察到胶体里出现的一条光亮的"通路"，这种现象叫丁达尔现象，在实验室里可用于胶体与溶液的鉴别。淀粉、蛋白质、纤维素、核酸等生物大分子，许多合成高聚物（如合成橡胶、聚烯烃、树脂和合成纤维）都是大分子化合物，分子量很大（常在一万或几十万以上），故称为高分子物质。它们在适当条件下，可以以单个分子溶解形成溶液。这些大分子，直径也在 1～100nm 之间，也具有液溶胶的特点，这些大分子溶液以前一直被纳入胶体化学做讨论。由于科学迅速地发展，建立了新的学科分支——高分子物理化学，在 2008 年以后，一般不再把这些大分子溶液放在胶体的相关专著中讨论这方面内容。但是，一般人仍然习惯地把大分子溶液看成液溶胶。

将一把泥土放到水中，大粒的泥沙很快下沉，浑浊的细小土粒因受重力的影响最后也沉降于容器底部；而土中的盐类等物质会以分子或离子溶解在水中，形成溶液。还有一些混杂在溶液中的既不下沉、也不溶解，在显微镜下也观察不到的微小颗粒（直径 $1\sim100nm$ 之间，称为胶体颗粒），组成液态胶体（液溶胶）。所以泥土分散在水中，形成的分散系是含有溶液、胶体和油液的复杂液态分散系。与此相似，豆浆、牛奶也是复杂的液态分散系。

豆浆是大豆经过浸泡，磨成浆状，滤去豆渣得到的液态物质。豆浆中含有丰富的植物蛋白（大豆蛋白）、磷脂、维生素 B_1、维生素 B_2、烟酸以及铁、钙等矿物质。这些成分分散在水中，有的以小分子或离子形式溶解在水中形成溶液（如低聚糖、维生素、无机盐等）；其中的生物大分子（如大豆蛋白）成为直径 $1\sim100$ nm 的胶体颗粒分散在水中；还有一些成为液态小滴分散在水中（如脂肪），形成乳浊液。所以，豆浆也是一种复杂的液态分散体系。豆浆是由大豆蛋白的大分子水溶液、多种维生素与矿物质的水溶液、大豆脂肪的乳浊液组成的富有营养的液体。

与豆浆相似，牛奶也是含有多种成分的营养价值很高的液体。牛奶中含有酪素、乳蛋白、脂肪、乳糖，其余是水分。乳糖溶解在水中形成溶液，乳蛋白中的酪蛋白的水解产物（酪素）也可溶于水，形成溶液。牛奶中的油脂则以液态的小液滴分散在水中形成乳浊液。牛奶中的乳蛋白（大多是酪蛋白，占 $80\%\sim82\%$），有的可以以单个分子溶解在水中形成大分子溶液（如乳清蛋白），有的则以胶体颗粒分散在水中，它们的直径都在 $1\sim100nm$ 之间，也具有胶体的某些特征。因此，牛奶也是一种复杂的液态分散体系。

一种液态体系，如果其中有一种不溶于水的液体以小液滴（直径为 $10^{-7}\sim10^{-3}$ m）的形式存在，就叫做乳浊液。因此，牛奶和豆浆还可以看成乳浊液，但又具有溶液、胶体的某些特性。通常条件下，豆浆、牛奶中不会发生聚沉，处于比较稳定的状态。

6.2 豆浆和牛奶为我们提供优良的蛋白质

豆浆、牛奶中都含有丰富的蛋白质，是人体蛋白质的重要来源。

大豆和红豆、绿豆不同，几乎不含淀粉，含脂肪约 16%。大豆含有大量蛋白质（约占 35%），因此被称为蛋白豆（黑豆也属于蛋白豆）。大豆所含的蛋白（大豆蛋白）是植物蛋白中最好的一种，非常容易被吸收，而且不含胆固醇，含有丰富的异黄酮，异黄酮是一种类似荷尔蒙的化合物，可抑制因荷尔蒙失调所引发的肿瘤细胞的生长。大豆蛋白中，蛋氨酸含量相对较少。用现代加工方法生产的大豆蛋白减少了脂肪的含量，提高了蛋白质含量，使其更易消化。如果在大豆制品中适当添加蛋氨酸或富含蛋氨酸的动物性蛋白质，会显著提高它的营养价值。

豆浆中钙的含量，比其他任何乳类都丰富。豆浆中的大豆蛋白是其主要营养成分，被称为"植物里的肉"，是优良蛋白质的来源。豆浆中还含有大豆卵磷脂，它是脑营养素，可以提高注意力，还可以减少附着在血管壁上的不良胆固醇，保持血流通畅，促进代谢。豆浆中的膳食纤维，能促进胃肠道的蠕动，有利于排除体内毒素。

牛奶所含的蛋白是动物性蛋白，国内外有些学者依据动物（大鼠）实验和调查数据，说明动物性高蛋白（如酪蛋白）摄入量过高，可能导致肝癌的发生。他们还认为，牛奶蛋白质含量高，能导致体内低密度脂蛋白胆固醇增高，有害健康，还可能导致前列腺疾病。也有研究表明，在动物蛋白占膳食的比例低于10%的情况下，不会有健康风险。而大豆、小麦等植物蛋白不具致癌性，有益于健康。因此，有人提出要少喝、不喝牛奶，用植物蛋白替代。但也有更多人引用各种实验、调查数据作反驳，否定他们的结论。随着营养学研究的不断深入，人们对于动物性蛋白的了解也一定会越来越全面。

6.3 其他豆制品及其营养价值

（1）**豆腐**　豆腐［图6-2（a）］是豆浆在特定条件下制成的凝胶。

在适当条件下，大分子或溶胶质点可以交联成空间网状结构，使分散介质中充满网状结构空隙，形成失去流动性的胶冻（称为凝胶），该过程称为胶凝。凝胶处于固体和液体之间的特殊状态。改变温度、改换溶剂、加电解质或进行化学反应，都可能使胶体形成凝胶。

豆腐制作的简单过程如下。浸泡大豆，让豆粒吸足水分。水洗磨成浆，过滤出滤渣。把得到的浆在100℃以下蒸煮，蒸煮过程要除尽浮沫。煮后的浆液再过滤，除去杂质、锅巴、膨胀的渣滓，就得到有一定浓度的豆浆。在80～90℃下，在豆浆中加入凝固剂（石膏、卤水或葡萄糖酸-δ-内酯），豆浆就会凝固成含有大量水分的凝胶体——豆腐花。过滤豆腐花，用滤布包好、压制，就形成豆腐。

用石膏作凝固剂，凝固的豆腐花含水量较高（90％左右），质地细嫩。用卤水（主要成分是氯化镁）作凝固剂，凝固的豆腐花含水量较低（85％左右），稍有苦味，质地较老、较韧，豆腐味更浓，比较容易烹饪。用葡萄糖酸-δ-内酯为凝固剂制作的豆腐称为内酯豆腐；与卤水豆腐相比，蛋白质流失少，豆腐的保水率高，质地细嫩、有光泽，适口性好。一般每100g豆腐，平均约含蛋白质16g、脂肪9g、碳水化合物4g、纤维素0.1g，能提供611.2kJ热量。豆腐里的高氨基酸和蛋白质含量使之成为谷物很好的补充食品。豆腐脂肪的78％是不饱和脂肪酸。豆腐的消化吸收率达95％以上，是极佳的食品。

在制作过程中，大豆中对人体有害的物质（如胰蛋白酵素、凝血素）在加热下失去活性。煮豆浆时形成的泡沫含有皂苷，除去泡沫时，大部分皂苷被除去，可以防止食用时发生皂苷中毒。大豆中含有3～9个单糖缩聚而成的低分子糖类聚合物（低聚糖），这些低聚糖会溶解在豆浆中。人体肠道内没有水解这些低聚糖的酶，低聚糖在肠道中不能被消化，直接进入大肠。大肠内双歧杆菌把它作为"食物"，大量生长，会促进肠蠕动，有通便作用。但在肠内会产生较多气体，会使人感觉胀气（对人有益，不必过分担心）。而豆腐中不含有低聚糖，不存在这个问题。

（2）**豆皮和腐竹**　用浓豆浆可以加工成豆皮［图6-2（b）］和腐竹。将浓豆浆在平底锅中加热一段时间后保温，使它的表面形成一层薄膜，挑出生成的膜，慢慢干燥形成豆皮；豆膜下垂悬挂形成枝条状，慢慢干燥形成腐竹。豆皮和腐竹含有大豆蛋白膜和大豆脂肪，营养价值高、易于保存、食用方便。

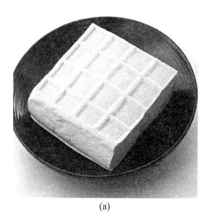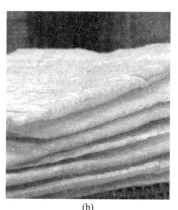

(a)　　　　　　　　　　　　(b)

图6-2　豆腐（a）和豆皮（b）

有一些不法生产者，在制造豆皮和腐竹时，非法添加硼酸、硼砂作为防腐剂、膨松剂。这些化合物会在人体中蓄积，排泄很慢，会影响消化酶的作用，引起食欲减退，影响营养物质的吸收，因此要注意选购质量好的产品。

（3）**酱油**　酱油也称豉油，一般用大豆豆粕、小麦以及麸皮为原料发酵制作。酱油富含氨基酸、B族维生素、糖、酸、醇、酚以及棕红色素等多种物质，加入菜肴中可以增添特殊的香气和滋味。

原料发酵后第一次抽出来的酱油被称为"头抽油"，接下来把原料拿回去继续二次发酵再抽出来的称为"二抽油"，第三次被发酵抽出的称为"三抽油"。生抽就是将头抽油、二抽油、三抽油按照比例混合之后的酱油。生抽颜色较浅、味道鲜美，更适合于炒菜和凉拌。头抽油所含的鲜味物质最多，所以一般头抽油比例更高的生抽，品质更优。老抽是将这些"抽油"进一步浓缩后所得的酱油。老抽一般颜色更深，黏度更大，所以老抽更适用于"上色"。有一些老抽为了加深颜色，还会额外加入一些"焦糖"（着色剂），更便于着色。生抽调味提鲜，老抽增亮上色，普通酱油介于两者之间，颜色重、味道重、口感发苦且偏咸，需要长时间加热才能有浓郁的酱香出来。市场里出售的"味极鲜"属于生抽酱油，只不过加入了一些呈鲜味的添加剂，口感更加醇厚、鲜美，可以代替味精（鸡精）。"蒸鱼豉油"也是酱油，在制作时还加入了一些食品甜味剂，味道咸甜相间，因而可满足蒸鱼的需要。

常用的调味品中，蚝油、鱼露不是大豆淀粉发酵制品。蚝油是以生蚝（牡蛎）为主要原料熬制而成，也具有提鲜的功效。蚝油是一种"营养＋增鲜"的调味品，一般建议在菜肴出锅时少量添加。鱼露是以小鱼虾作为原料，经过腌制、发酵以及熬炼后得到的呈鲜调味品，咸中带鲜，我国南方和东南亚地区使用较多。

6.4　牛奶与奶制品的营养价值

牛奶中富含各种营养成分，其中有脂肪（约4%）、蛋白质（约4%）、乳糖（约5%）、胆固醇、无机盐（Ca^{2+}、Mg^{2+}、K^+、Fe^{3+}等阳离子和PO_4^{3-}、SO_4^{2-}、Cl^-等阴离子）、微量元素（I、Cu、Zn、Mn、Fe等）、维生素A、硫胺素、核黄素、烟酸、维生素C、维生素E。牛乳中的蛋白质主要是含磷蛋白质，也有白蛋白及球蛋白，这三种蛋白质水解可以得到人所需要的全部必需氨基酸。

牛奶中含有丰富的有生物活性的钙元素，而且钙、磷比例适当，能更好地被人体吸收利用。牛奶中的乳糖还能促进人体肠壁对钙的吸收，维持血清钙浓度，增进骨骼的钙化。因此，人们认为牛奶是补钙的最佳饮品。

许多动物性蛋白胆固醇较高，牛奶是动物性蛋白中胆固醇含量较低的一种。每100g牛奶约含13mg胆固醇，而100g瘦肉含77mg胆固醇。牛奶中某些成分还能减少肝脏制造胆固醇的数量，具有降低人体胆固醇的作用。牛奶中含有较多的脂肪（每100g含脂肪约4g）。身体肥胖和血脂较高的人可以饮用脱脂牛奶。如果将鲜牛奶用小火煮沸以后，使之冷却，牛奶的表面会结成一层薄膜（奶油）。将其轻轻去掉，再将奶煮沸、冷却、去膜，反复几次，直到牛奶冷却后表面不再结膜，就除掉了其中的脂肪，就自制出了脱脂牛奶。

牛奶可以加工制成奶酪、酸奶。奶酪和干奶酪（图6-3）是发酵的牛奶制品。奶酪的浓度比酸奶更高，每千克奶酪制品要用10kg的牛奶浓缩制成，是浓缩的牛奶。奶酪中含有丰富的蛋白质、钙、脂肪、磷和维生素等营养成分，是纯天然的食品。酸奶是以新鲜的牛奶为原料，经巴氏杀菌后向牛奶中添加有益菌作发酵剂，经发酵制成。酸奶保留了牛奶的所有优点，加工后更适合于食用。

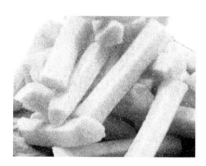

图6-3　干奶酪

一些不法的奶牛饲养人和奶制品厂家，为了提高不合格牛奶的含氮百分比，把化工原料，生产水泥、塑料、涂料的添加剂三聚氰胺［化学式$C_3N_3(NH_2)_3$］添加到牛奶中。三聚氰胺含氮量高，但其不能被人体吸收利用。含三聚氰胺的奶粉喂养的婴儿还会患上肾结石，严重的会致死。2008～2009年间被曝光并受到严肃处理的三鹿集团奶粉事件，就是一个滥用添加剂的典型案例。因此，我们生活中要注意选购优质的牛奶和奶制品。

7

鸡蛋是理想的营养库

鸡蛋是大众喜爱的食品。鸡蛋中一个微小的受精卵，依靠母鸡妈妈的体温，就可以孵化成一只活蹦乱跳的小鸡。这说明，一个大约 50g 的鸡蛋，储存着一只小鸡早期发育所需要的全部营养！

营养学家把鸡蛋称为具有"完全蛋白质模式"的营养品、把鸡蛋誉为"理想的营养库"。鸡蛋中究竟含有哪些营养物质？

7.1　鸡蛋为小鸡孵化提供了哪些条件

鸡蛋的结构可用图 7-1 简单表示。蛋壳呈椭圆形，是一个坚硬的保护层，它的主要成分是碳酸钙（$CaCO_3$），和石灰石（大理石）的化学成分一样。碳酸钙有一定的硬度。把鸡蛋捏在手心时，均匀用力，使它表面所受的压力相等，鸡蛋里的液体把力传递给了鸡蛋的各处，压力分散了，蛋壳不会破裂。鸡蛋在醋或一些酸性溶液中浸泡一段时间后，蛋壳会溶解，生成钙的盐溶液，放出二氧化碳气体。蛋壳溶解消失后，剩下一层薄膜（壳膜）包裹着蛋白蛋黄。蛋壳具有微小的细孔，可以让氧气进入，让小鸡胚胎得到氧气。这也是盐分、茶水中某些成分可以渗入蛋壳做成咸鸡蛋、茶叶蛋的原因。蛋壳表面上还有母鸡子宫壁色素细胞分泌的色素形成的各种色斑。有一定硬度的蛋壳，为什么在煮鸡蛋时，有时会破裂？这是由于蛋壳里的蛋白、蛋黄在加热时体积会膨胀，而且液体膨胀率大于固体蛋壳的膨胀率，当蛋内液体的体积膨胀到大于蛋壳容积时，蛋壳就会被胀破。

壳膜是包裹在蛋白之外的纤维质膜，由坚韧的角蛋白构成有机纤维网状结构。壳膜有两层，在鸡蛋一端的气室处，两层膜分开围成一个气室，在其他地方，两层膜紧密接合着。外壳膜较厚，紧贴着蛋壳，不透明，可以避免鸡蛋内的水分蒸发，内壳膜比外壳膜薄，附着在外壳膜上，空气能自由通过此膜。母鸡体内外的温差，使蛋壳膜收缩，在两层壳膜间形成空隙。若蛋内水分散失，气室会不断地增大。

鸡蛋壳内半流动的胶状物质是蛋白（蛋清），蛋白的中央有蛋黄（图7-2）。蛋白体积约占全蛋的58%。蛋白有3层，外层及内层都比较稀薄，中层约占蛋白的65%，其中约含0.3%的纤维状黏蛋白，比较黏稠（内外两层黏蛋白极少）。蛋白含水分87%，固形物13%。固形物90%是蛋白质，其中含有9种蛋白质，有卵清蛋白（约占75%）、卵类黏蛋白（约占15%）、卵黏蛋白（约占7%）、伴清蛋白（约占3%）等。后面三种白蛋白均含有甘露糖、半乳糖等混合糖类。卵清蛋白含有人类所需的必需氨基酸。蛋白中还含有一定量的维生素 B_2、烟酸、生物素（维生素H）和钙、磷、铁等物质。

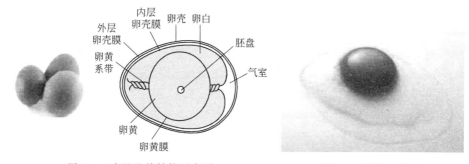

图 7-1　鸡蛋及其结构示意图　　　　图 7-2　蛋黄和蛋白

蛋黄大多居于蛋白的中央，由浓蛋白扭曲形成的系带悬挂于壳下皮两端。蛋黄就是鸡的卵细胞，体积占全蛋的30%左右，由卵黄膜、胚盘、卵黄组成。蛋黄表面有称为卵黄膜的薄膜，即细胞膜，是鸡蛋最内层的保护结构。卵黄一般由黄卵黄与白卵黄以同心圆形成相间的分层，中间是卵黄心。卵黄上有一个叫胚盘的白色的小圆盘，由一部分细胞质与细胞核组成，卵未受精时胚盘色浅而小，卵已受精时胚盘色浓而略大。受精后，胚盘在适宜的条件下可孵化出雏鸡。蛋黄的组成物质主要是卵黄磷蛋白以及脂肪（含量为28.2%）。鸡蛋中的脂肪，绝大多数集中在蛋黄部分，以单不饱和脂肪酸为主，其中一半以上是油酸。鸡蛋中的维生素也大都集中在蛋黄中。有脂溶性维生素 A、维生素 D、维生素 E、维生素 K，还有水溶性的 B 族维生素。蛋黄含有核黄素（维生素 B_2），所以呈浅黄色。鸡蛋中各种微量元素也在蛋黄中，含有较多的铁、磷、硫和钙等矿物质。鸡蛋中所有的卵磷脂也都在蛋黄中。卵磷脂可以为人提供胆碱，帮助合成神经递质乙酰胆碱，有益于补铁和大脑发育。蛋黄还含有脂溶性的叶黄素和玉米黄素，易被人体吸收，可帮助眼睛过滤紫外线，延缓眼睛老化，预防视网膜黄斑变性和白内障。鸡的饲料中青叶、黄色玉米多，蛋黄中类胡萝卜素就会增加，蛋黄更黄。

蛋白、蛋黄蕴含了足够的营养物质，可以保证小鸡早期的发育成长。

7.2　正确看待鸡蛋的食用

鲜鸡蛋含的蛋白质主要为卵清蛋白（在蛋白中）和卵黄蛋白（主要在蛋黄中）。鸡蛋中蛋白质的氨基酸组成与人体组织中的蛋白质最为接近，因此吸收率相当高，可达 99.7%，鸡蛋的蛋白质品质对人而言是最佳的，仅次于母乳。鲜鸡蛋含的脂肪，主要集中在蛋黄中。蛋黄中的卵磷脂、维生素和矿物质有助于增进神经系统的功能，人们认为蛋黄是较好的健脑益智食物。

一个鸡蛋所含的热量相当于半个苹果或半杯牛奶的热量，其中还含有磷、锌、铁、钙等元素，高营养价值的蛋白质，有效量的脂肪，以及维生素 A、维生素 B_2、维生素 B_6、维生素 D、维生素 E 和生物素等。这些营养都是人体必不可少的，它们参与新陈代谢过程，对修复人体组织、形成新的组织起重要作用。

蛋黄含有婴儿大脑和神经系统发育必需的 DHA（一种有机化合物，名称为二十二碳六烯酸，是大脑营养必不可少的高度不饱和脂肪酸，人脑脂肪的 10% 是 DHA）、胆碱、卵磷脂及多种微量元素，所以鸡蛋黄是婴儿在母乳外的重要营养食物。

鸡蛋含有许多人体必需的营养物质，但是一段时间里，"能不能多吃鸡蛋"却成为人们关注的热点，这是为什么呢？

谁都不能否认鸡蛋的营养价值。一些人担心的是鸡蛋蛋黄胆固醇含量高，多吃鸡蛋，会不会导致心血管疾病风险的增加。例如，美国在 2016 年颁布的"美国居民膳食指南"中，关于胆固醇的摄入问题指出：建立健康的饮食模式，应尽可能减少膳食胆固醇的摄入。但又表明：胆固醇不是过度消费的营养成分。美国卫生及公共服务部和美国农业部都曾表示，美国人在将胆固醇摄入量控制在一定范围内的方面无需太多顾虑，淡化了膳食中摄入的胆固醇和心脏病之间的关联。2019年3月，美国又有研究报道指出，30000美国人近20年的跟踪研究发现，与不吃鸡蛋的人相比，每周摄入3～4个鸡蛋的人罹患心脏病的风险要提高6%，研究期间各种原因死亡的风险要增加8%，并认为这一健康风险是来自鸡蛋中的胆固醇。该研究还发现，与不摄入胆固醇相比，每天摄入300mg的胆固醇会提升17%的心脏病风险和18%的多种原因的死亡风险。这一报道显示了鸡蛋或其他食物中的胆固醇摄入与心脏病风险之间的关联，确定了饮食中的胆固醇是与心脏病和死亡率有关的一个独立因素。鸡蛋是美国人每日饮食中胆固醇含量最高的食品之一，一个鸡蛋就含有将近300mg的胆固醇。因此，这些报道又一次引起人们对摄入过多胆固醇会提高心血管疾病发生风险问题的关注。

在摄入鸡蛋的问题上出现争论，通过讨论得到更清晰的认识、更好地指导膳食是好事。食物的均衡和适度的食用是必要的，肉制品和高胆固醇食品应该在饮食中加以合理的限制。有心脏病风险的人群，限制食用胆固醇更为重要。

我国膳食指南指出，普通成年人每天摄入的胆固醇不要超过300mg，高血脂者应控制在200mg以下。一个50g的鸡蛋，胆固醇含量将近300mg。但实际上人体每个细胞的合成都需要胆固醇，人体中的胆固醇3/4都是体内合成的。肝脏每天合成1000mg以上的胆固醇。而正常情况下，从食物中摄入的胆固醇只有几百毫克，人体对食物中胆固醇的吸收利用率平均只约为30%，很大一部分胆固醇进入大肠，被微生物发酵后排出体外。因此，没有患高血压、心血管疾病风险的健康的人，过多担心从鸡蛋中摄入过多胆固醇，是不必要的。

有人为了少摄入胆固醇，吃鸡蛋只吃蛋白部分，这是不科学的。鸡蛋黄中的卵磷脂、甘油三酯、胆固醇和卵黄素，对神经系统和身体发育有很大的作用。卵磷脂可促进肝细胞的再生，还可提高人体血浆蛋白量，增强机体的代谢功能和免疫功能。卵磷脂被人体消化后，可释放出胆碱，胆碱可改善各个年龄组的记忆力。卵磷脂是一种强有力的乳化剂，能使胆固醇乳化，成为极细的颗粒分散在血液中，这些小颗粒可以顺利通过血管壁被细胞利用，对减少血液中胆固醇有利。蛋白中有一种会消耗人体维生素H的物质，只吃蛋白，可能会导致皮肤变差；蛋黄不仅不会消耗维生素H，还可以帮助人体合成它。

近年来，养鸡场和养鸡专业户生产的鸡蛋在市场上占主流，农家散养的鸡蛋少了。物以稀为贵，农家散养的鸡所生的蛋（称为土鸡蛋，不同地区还有草鸡蛋、笨鸡蛋、本鸡蛋、山鸡蛋等称呼），变得金贵；养鸡场或养鸡专业户用合成饲料养的鸡下的蛋（称为洋鸡蛋）变得不值钱了。社会上对哪种鸡蛋营养价值更高的问题，也有了争议。

由于"土鸡"的养殖更贴近生态，土鸡蛋的蛋黄占体积比例大，呈金黄色；洋鸡蛋的蛋黄比例相对小，呈浅黄色。人们认为土鸡蛋营养价值高一些。有人对两种鸡蛋的 17 种氨基酸含量进行测定分析，发现其实没有明显的差异。

鸡蛋与其他食品一样，它的化学成分会受到饲养（种植）条件的影响。例如，我国清朝乾隆年间，有人用人参、白术等药末添加在鸡饲料中，得到"味美养人"的鸡蛋。20 世纪 50 年代，日本在鸡饲料中添加海藻，鸡蛋中的碘与某些维生素的含量增加了。美国在饲料中添加了多种植物成分（如葵花子），发现鸡蛋中胆固醇降低了。饲料中添加含锌化合物，能得到含锌量较高的鸡蛋。

但是，在鸡饲料中添加的添加剂，不能是对人体有毒有害的物质。有些人认为蛋黄色泽更深更红的就是土鸡蛋，一些不法养鸡户就在饲料中添加工业用的含苏丹红的"红粉"，让母鸡产下红心鸡蛋。苏丹红不是食品添加剂，对健康有害。用添加了苏丹红之类的非法添加剂的饲料喂养的母鸭、母鸡生下的红心鸭蛋、红心鸡蛋都不能食用。

鸡蛋不宜生吃，生鸡蛋有特殊的腥味，会引起中枢神经抑制，使唾液、胃液和肠液等消化液的分泌减少，从而导致食欲不振、消化不良。生鸡蛋的蛋白质结构致密，有很大部分不能被人体吸收，只有煮熟后蛋白质才变得松软，人体胃肠道才可消化吸收。煮鸡蛋是最佳的吃法，但要注意细嚼慢咽，否则会影响消化和吸收。对儿童来说，蒸蛋羹、蛋花汤最适宜。这两种做法能使蛋白质松解，极易被儿童消化吸收。

鸡蛋也是有保质期的。冬季室内常温下为 15 天，夏季室内常温下为 10 天。据统计，10％的鲜鸡蛋里含有致病的沙门氏菌、霉菌或寄生虫卵。如果鸡蛋不新鲜，带菌率就更高。细菌可以从母鸡卵巢直接进入鸡蛋，或者在下蛋时肛门里的细菌污染到蛋壳上，再经蛋壳上的气孔进入鸡蛋。鸡蛋经清洗会破坏鸡蛋原有的外蛋壳膜，使细菌和微生物容易进入蛋内，会加速鸡蛋变质。放置鸡蛋可以把大头朝上，使蛋黄上浮后贴在气室下面，可防止微生物侵入蛋黄，也可延长鸡蛋的保存期限。

鸡蛋中存在的细菌大都怕高温，鸡蛋煮沸 8～10min，细菌就会被杀灭。打蛋时也须提防沾染到蛋壳上的杂菌。正确的煮鸡蛋的方法是，先把水烧开，转小火保持烧开状态，把凉鸡蛋搁在小漏勺里放入开水中煮 8 min 即可熟透，这样可避免蛋壳胀破，而且时间易于控制。这是因为鸡蛋快速加热，当蛋白外层受热膨胀时，内部还是冷的，没有膨胀，总膨胀量就比较小，蛋壳膨胀增加的容量以及鸡蛋里气室的容量就能承受，不会胀破。继续加热，内部开始受热膨胀时，外层蛋白已经凝固收缩，总膨胀量也比较小，蛋壳也不会胀破。

8

含胆固醇食品的利与害

在一些人心目中，胆固醇是"三高"的罪魁祸首，他们认为食用含胆固醇的食品对人体"百害而无一利"。一些研究报告、数据对胆固醇的评价，也有很大差异，让人困惑。食用含胆固醇的食物对人体健康有多大影响？在关于鸡蛋食用的讨论中涉及了胆固醇摄入的话题，下面做进一步讨论。

8.1 胆固醇在人体中的存在与作用

胆固醇广泛存在于各种动物的组织和细胞中，包括人体的细胞、组织中。胆固醇在人体内发挥着重要的生理作用。

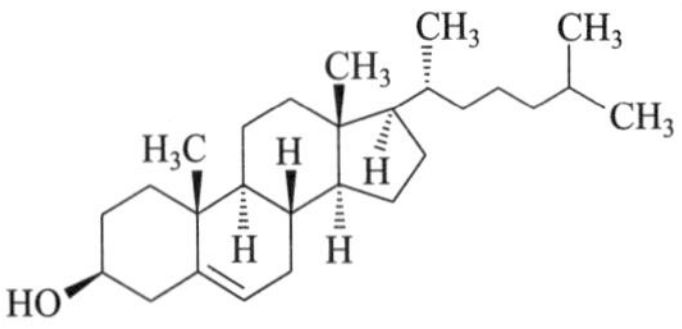

图 8-1 胆固醇的分子结构

胆固醇又称胆甾醇，是环戊烷多氢菲的一种衍生物，它的分子结构如图 8-1 所示。我们已经知道，人体内的脂类物质包括脂肪和类脂。类脂包括磷脂、糖脂和固醇类化合物。胆固醇则是体内最丰富的固醇类化合物。人体中胆固醇的总量大约占体重的 0.2%，广泛存在于全身各组织中，人体每 100g 组织中约含 200～500mg。在人体中，约 1/4 的胆固醇分布在脑及神经组织中（占脑组织总质量的 2% 左右）。肾及肠等内脏以及皮肤、脂肪组织和胆汁也含有较多的胆固醇，肝中最多，肌肉中较少，肾上腺、卵巢等组织胆固醇含量可高达 1%～5%，但总量很少。

人体内的胆固醇有重要的生理作用。例如：①由胆固醇构成的胆固醇酯是细胞膜（图8-2）的结构组件，占质膜脂类的20％以上。胆固醇的含量会影响膜的稳定性、透过性和蛋白质的机动性。没有胆固醇，细胞就无法维持正常的生理功能，生命也将终止。实验显示，给动物喂食缺乏胆固醇的食物，动物的红细胞脆性会增加，易引起细胞的破裂。胆固醇还有助于血管壁的修复和保持完整，如果血清胆固醇含量偏低，会使细胞膜弹性降低，导致血管壁脆性增加。②胆固醇形成的胆固醇酯是胆汁酸生物合成所必需的。它可以帮助肝脏产生胆汁酸，弥补人体新陈代谢过程中排出的部分胆汁酸（图8-3）。而肝脏产生的胆汁酸（储存在胆囊内），可以将大颗粒的脂肪变成小颗粒，使其易于与小肠中的酶作用、被吸收。③血液中胆固醇和脂肪酸结合形成的高密度脂蛋白胆固醇有助于清除细胞中过量的胆固醇。④胆固醇是制造激素的重要原料。人体的肾上腺皮质和性腺所释放的各种激素（皮质醇、醛固酮、睾酮、雌二醇以及维生素D_3）都属于类固醇激素，其前体物质就是胆固醇。激素还是协调多细胞机体中不同细胞代谢作用的化学信使，参与机体内糖、蛋白质、脂肪、水、电解质和矿物质等的代谢，对维持人体正常的生理功能十分重要。对于大多数人体组织来说，保证胆固醇的供给，维持其代谢平衡是十分重要的。

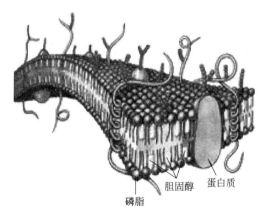

图 8-2　细胞膜的结构

胆固醇是人体维持正常新陈代谢所不可缺少的。国外的一些研究显示，胆固醇水平过低可能影响人的心理健康，造成性格改变，甚至也可能使发生某些恶性肿瘤的危险性增加。所以不能单纯地把胆固醇看成是对人体有害的物质。

胆固醇有这么多重要功能，为什么人们一谈起胆固醇，就觉得它是有害

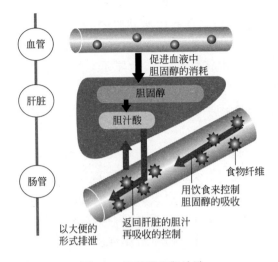

图 8-3　胆固醇和胆汁酸

无益的物质呢？这种担心是怎么产生的呢？

8.2　血脂异常与胆固醇过高的关联

现代的"富贵病"——三高症（高血糖、高血脂、高血压）中的高血脂，通常被认为是血液中胆固醇或甘油三酯"过高"以及高密度脂蛋白胆固醇过低造成的。血脂就是指人体血浆内的脂肪。血脂包括甘油三酯（又叫中性脂肪，是脂肪酸与甘油形成的酯）、胆固醇酯（胆固醇与脂肪酸结合构成的酯）和游离脂肪酸。其中，游离的胆固醇不到 10％，大部分胆固醇构成胆固醇酯。血脂异常，脂肪容易在血管壁上沉积。动脉血管壁上沉积了一层蜡状的脂类斑块，使动脉弹性降低，管腔变窄，就造成了动脉粥样硬化。在某种诱发因素的作用下，斑块某个部分发生破裂，就会产生血栓或堵塞血管。人们害怕食用含胆固醇的食物，就是怕从这些食物中摄入的胆固醇会造成高血脂，会造成动脉粥样硬化，堵塞血管，发生心血管病。

甘油三酯、胆固醇酯多不溶于水，在血液中又大都与蛋白结合，构成脂蛋白。脂蛋白是组成结构比较复杂的球状的微粒（图 8-4）。它的核心成分是胆固醇酯和甘油三酯，具有疏水性，周围包绕着一层磷脂、胆固醇和蛋白质分子。脂肪在血液中就靠脂蛋白携带、运输。脂蛋白中的胆固醇酯和甘油三酯部分来自饮食摄入的脂肪，部分由人体肝脏合成。

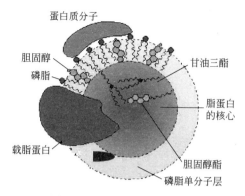

图 8-4 脂蛋白的结构示意图

脂蛋白有多种，按密度由小到大可分为：乳糜微粒、极低密度脂蛋白、中密度脂蛋白、低密度脂蛋白（LDL）、高密度脂蛋白（HDL）。血脂所含脂蛋白中，总胆固醇（TC）、甘油三酯（TG）以及低密度脂蛋白胆固醇（LDL-C）指标过高，对人体不利；而高密度脂蛋白胆固醇（HDL-C）的指标高，却对健康有利。体检报告中的"血液总胆固醇"是指血液中所有脂蛋白所含胆固醇的总和，包括游离胆固醇和胆固醇酯。总胆固醇含量偏高，甘油三酯、低密度脂蛋白过高，而高密度脂蛋白过低，一般认为与心血管疾病、高血压、高血脂有一定的关联；说明人体的肝和肺开始发生实质性的病变。

研究发现，高密度脂蛋白胆固醇，具有清洁、疏通动脉的功能；而低密度脂蛋白胆固醇和动脉硬化斑块的形成密切相关。低密度脂蛋白胆固醇含量增高是警告身体发生问题的信号。动脉粥样硬化、静脉血栓形成、胆石症都与血液中低密度脂蛋白胆固醇含量过高有相关性。

据研究，一个人从青春期发育开始，就存在硬化斑块形成的因素，到40 岁左右变得明显。在 60 岁左右，多数人颈动脉都可能有硬化斑块存在。最新的国外研究显示，动脉硬化斑块其实是血管壁的死细胞的"细胞碎片"，它导致动脉内壁增厚，形成越来越大的斑块。这些死细胞是血管中发生炎症反应的产物，炎症的发生又和血液中微生物（病毒、细菌）、颗粒物的存在可能有关联。颗粒物有血脂中低密度脂蛋白胆固醇酯氧化形成的有害脂肪颗粒，也有含脂肪残基的死细胞降解形成的细胞碎片，这些颗粒会在血管壁形成斑块。要阻止动脉粥样硬化的发生，最根本的就是要阻止这种沉积的发生。

人们往往通过动脉粥样硬化与低密度脂蛋白胆固醇含量高的关联，简单地做如下推想：发生动脉粥样硬化——说明体内胆固醇含量高——可见从食物中摄入的胆固醇过多。因此，害怕或拒绝食用含胆固醇的食物。但这种推想存在片面性。

科学的饮食、加强运动锻炼，有利于保持血脂、血压、血糖的正常，可以避免血管内皮被损害，不给这些颗粒物的沉积创造条件。研究发现，膳食中类黄酮含量较高时，动脉粥样硬化、冠心病发生的风险性会降低。苹果、洋葱中类黄酮的含量最为丰富，研究结果显示，每天进食110g的苹果或洋葱即可摄取到足够的类黄酮，达到预防动脉粥样硬化的作用。苹果和洋葱中的类黄酮还具有抑制血小板聚集、降低血液黏稠度、减少血栓形成的作用，可以有效防止心脑血管疾病的发生并降低死亡率。

8.3　正确看待含胆固醇食物

许多食物中含有胆固醇，尤其是肉类、动物内脏、奶油、蛋等。人们在饮食中，都会摄入一定量的胆固醇。人体中的胆固醇25%来自食物（外源性的），从含胆固醇食物中吸收的胆固醇约为食物所含胆固醇总量的1/3。一般人每天的膳食中，约含胆固醇300～500mg。

从食物摄入的胆固醇主要来自动物性食品。植物性食品不含胆固醇，少数植物中存在结构上与胆固醇十分相似的物质——植物固醇（如 β-谷甾醇、麦角固醇等）。植物固醇不易为人体吸收，不会引发动脉粥样硬化。在肠黏膜，植物固醇（特别是谷甾醇）可以竞争性抑制胆固醇的吸收。

不同的动物以及动物的不同部位，胆固醇的含量很不一致。通常将每100g食物中胆固醇含量低于100mg的食物称为低胆固醇食物（如鳗鱼、鲳鱼、鲤鱼、猪瘦肉、牛瘦肉、羊瘦肉、鸭肉等）；将每100g食物中胆固醇含量为100～200mg的食物称为中度胆固醇食物（如草鱼、鲫鱼、鲢鱼、黄鳝、河鳗、甲鱼、蟹肉、鸡肉等）；而将每100g食物中胆固醇含量为200～300mg的食物称为高胆固醇食物（如猪肾、猪肝、猪肚、蚌肉、猪肉、蛋黄、蟹黄等）。一般而言，猪瘦肉的胆固醇含量高于禽肉，猪肥肉高于瘦肉，贝壳类和软体类高于一般鱼类，而蛋黄、鱼子、动物内脏的胆固醇含量则最高。

人体中75%的胆固醇是人体合成的（内源性的）。正常人每天在体内合成 1000mg 以上的胆固醇。内源性胆固醇主要在肝脏和小肠黏膜由乙酸合成。糖类、蛋白质、脂肪在人体中代谢产生的乙酰辅酶 A 是合成胆固醇的基质，生成的胆固醇则以脂蛋白形式进入血液循环。可见，从饮食中摄入的胆固醇并不是血液中胆固醇的主要来源（图 8-5）。

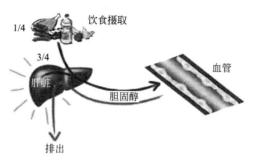

图 8-5　血液中胆固醇的来源

　　胆固醇在人体中发挥着重要作用，许多含有胆固醇的食物营养成分丰富，忌食这类食物，很容易引起营养平衡失调，导致贫血和其他疾病的发生。

　　有专家认为，血液中高胆固醇的内因是人自身胆固醇代谢发生障碍，摄入胆固醇过多仅是一个外因。血液中甘油三酯升高并伴有高密度脂蛋白胆固醇降低，容易引发冠心病。如果只有甘油三酯升高而高密度脂蛋白胆固醇维持正常，不一定会引起动脉粥样硬化。有专家认为高密度脂蛋白胆固醇升高不仅不会引起冠心病，而且还能预防冠心病的发生。

　　近年来，有专家研究认为，胆固醇摄入量和心脑血管疾病风险、心脑血管疾病死亡率之间无法确证存在因果关系，并认为动物脂肪不该受到指责，应取消膳食胆固醇摄入量的限制。也有人以 2015 年"美国居民膳食指南"取消了胆固醇摄入量的限制，《中国居民膳食指南（2016）》也不再限制胆固醇摄入量为由，要为胆固醇"平反"。有些人提出，食物中的胆固醇不一定容易使人患心脑血管疾病；胆固醇是一种身体"建设"所需的有用成分，对代谢正常的人来说，不是坏东西；选择食物时，除必须控制食物胆固醇摄入量的患者外，一般人不必把胆固醇含量作为主要指标，要以食物营养平衡为重，不能过分苛求某项指标。比如，鸡蛋黄不仅含胆固醇，还含有丰富的卵磷脂、叶黄素、B 族维生素、多种微量元素、优质蛋白质和单不饱和脂肪酸，这些成分对预防心脑血管疾病是有益的。每天吃一个蛋黄，对绝大多数人是有益的；零胆固醇饮食、纯素饮食未必能避免高胆固醇血症和心脑血管疾病。有些食物能降低胆固醇在人体中的吸收利用率，例如杂粮、豆类、坚果中所含的植物固醇，能起到降低胆固醇吸收率的作用，它们的营养价值高，含有多种预防心脑血管疾病和癌症的有益成分。多吃富含纤维的天然植物性食品，比严格限制胆固醇可能更有意义。

总的说来，不用对含胆固醇的食物太过担忧，不要拒绝食用，也不能不控制摄入总量。目前，不少国家取消了胆固醇限制，但是，长期过量摄入胆固醇对健康存在不利因素。对于有患高血脂、高血压、心血管疾病风险的人来说，更要控制饮食中胆固醇的摄入，避免过多摄入胆固醇。

饮食中要注意平衡营养，控制饱和脂肪酸、脂肪总量和总热量的摄取，避免过度肥胖。"大量脂肪＋精白淀粉＋白糖"的饮食组合，对健康不利。因此，在饮食上注意不过量食用高脂肪食品〔如动物内脏、脑，动物油脂、蛋黄、墨鱼（乌贼）、蟹黄、蟹膏、贝壳类水产品〕、少饮酒，多摄入含膳食纤维丰富的食物，如芹菜、全麦面包、粗粮（如玉米、燕麦）等，可以防止血液中的总胆固醇过高。膳食纤维能吸附更多的胆酸代谢产物，使之排出，促使肝脏更多地利用胆固醇合成、补充体内的胆酸，有效降低人体内低密度脂蛋白胆固醇的含量。深色或绿色植物（蔬菜、水果）及豆类中维生素 C 与维生素 E 含量颇高，多食用，有助于降低血脂。茶叶中的茶色素可降低总胆固醇，有助于防止动脉粥样硬化和血栓形成。豆腐等大豆制品中，含有一种天然的植物化学物质异黄酮，有助于清除危害动脉的低密度脂蛋白胆固醇。

按照膳食指南的要求，在日常膳食中，饱和脂肪、单一非饱和脂肪、多种非饱和脂肪摄入量的比例以 7：10：13 为宜。保持均衡饮食的习惯，进行适量的运动，比只重视减少含胆固醇食物的摄入更有益于健康。

9
你害怕脂肪吗

当今社会，一些人看到"脂肪"两个字，就会联想到"肥胖"，产生焦虑与抵触情绪。"燃烧脂肪""吸脂"受到一些爱美人士特别是女士的青睐。一些人认为在日常饮食中摄入脂肪会影响健康和身材，导致肥胖、脂肪肝，拒绝食用肥肉。在食品匮乏的年代，人们把猪油当宝贝，现在猪油已经成了人们不喜欢的食物。

随着人们生活水平的提高，食品日益丰富，人们从食品中摄入了营养，尤其糖类物质（包括淀粉和糖）的摄入大大增加。同时，由于膳食结构的变化，动物性食品的比例增加，动物脂肪的摄入量也随之增加。菜肴烹调过程中，食用油的用量也大大增加。这些因素都导致了人们从食物中摄入了过量的热量，形成多余的体脂。这些脂肪储存在皮下、腹腔或者肝内，造成肥胖，还可能形成"三高"、脂肪肝。一些人把这些问题的出现都简单地归罪于食品中的脂肪，让许多人对脂肪、肥肉、猪油形成了片面的看法、惧怕厌恶的心理。认识导致肥胖、"三高"的原因，认识脂肪的营养功能，认识含脂肪食物的营养价值，科学地食用含脂肪的食物，也是饮食问题讨论的重要内容。

9.1 油脂的成分与类别

油脂包括油和脂肪。脂肪在常温下呈固态，油在常温下呈液态。从化学成分上看，油脂的主要成分都是高级脂肪酸甘油酯，是由高级脂肪酸与甘油（丙三醇）形成的酯。不同的油脂，组成、结构与性质并不完全一样，其营养价值、生理功能也有差异。

油脂中的高级脂肪酸基团中烃基的碳原子数超过 6，它可以是饱和烃基，也可以是不饱和烃基。饱和烃基中只含有碳碳单键，不饱和烃基中含有碳碳双键。含饱和烃基的是饱和脂肪酸甘油酯，如硬脂酸甘油酯；含不饱和烃基的是不饱和脂肪酸甘油酯，如油酸甘油酯（图 9-1）。油酸甘油酯的烃基中含有一个碳碳双键，氢原子数少两个。

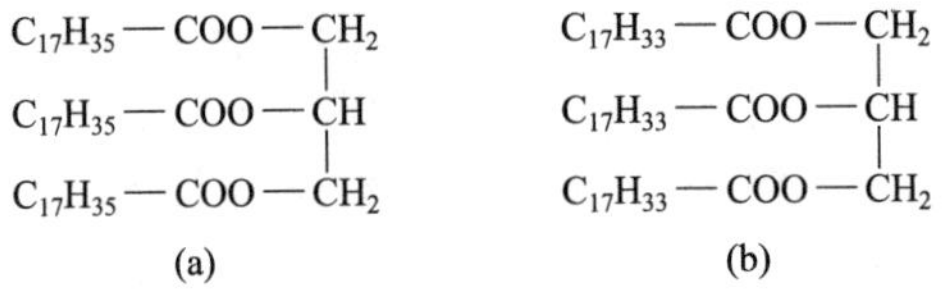

$$C_{17}H_{35}-COO-CH_2 \qquad C_{17}H_{33}-COO-CH_2$$
$$C_{17}H_{35}-COO-CH \qquad C_{17}H_{33}-COO-CH$$
$$C_{17}H_{35}-COO-CH_2 \qquad C_{17}H_{33}-COO-CH_2$$
$$\text{(a)} \qquad\qquad\qquad \text{(b)}$$

图 9-1　硬脂酸甘油酯（a）及油酸甘油酯（b）的结构

在第 1 章已经简单介绍了脂肪的种类和结构特点。脂肪的主要成分脂肪酸甘油酯中的三个烃基（R），可以相同，也可以不同。烃基的碳链长短各不相同，碳原子间的价键也不尽相同。脂肪的性能和作用主要取决于脂肪酸的基团的结构。营养学根据脂肪酸的结构，把脂肪酸分为三大类：饱和脂肪酸、单不饱和脂肪酸和多不饱和脂肪酸。烃基中只含一个碳碳双键的是单不饱和脂肪酸甘油酯，分子中含有多个碳碳双键的称为多不饱和脂肪酸甘油酯。多不饱和脂肪酸，按双键在烃基上的位置分为 ω-6 系列和 ω-3 系列等。例如，亚油酸和花生四烯酸属 ω-6 系列，亚麻酸、DHA、EPA 属 ω-3 系列。多不饱和脂肪酸甘油酯在冷藏或冷冻时仍然呈液体状。

所有的动物油除鱼油外都是饱和脂肪酸甘油酯。饱和脂肪酸甘油酯的主要来源是膳食中的动物脂肪。某些热带植物油（如棕榈油、椰子油等）也含有饱和脂肪酸甘油酯。牛油、猪油的主要成分是饱和脂肪酸甘油酯。如硬脂酸甘油酯 $[(C_{17}H_{35}COO)_3C_3H_5]$、软脂酸甘油酯 $[(C_{15}H_{31}COO)_3C_3H_5]$。植物油的主要成分是不饱和脂肪酸甘油酯，如油酸甘油酯 $[(C_{17}H_{33}COO)_3C_3H_5]$、亚油酸甘油酯 $[(C_{17}H_{31}COO)_3C_3H_5]$。含单不饱和脂肪酸酯的油品有橄榄油、芥花籽油、花生油等。含多不饱和脂肪酸酯的油有玉米油、黄豆油、葵花油等。

饱和脂肪酸由于不含不饱和键，比较稳定，不容易被氧化。不饱和脂肪酸，尤其是多不饱和脂肪酸由于不饱和键多，稳定性差，在烹饪过程中受热氧化形成的自由基对人体有害（加速细胞老化，可能引发癌症）。

9.2　油脂有哪些营养功能

从食物中摄入的高级脂肪酸甘油酯，在人体内酶的作用下，水解生成脂肪酸和甘油。脂肪酸和甘油分别在体内参加一系列变化。例如，硬脂酸甘油酯水解生成硬脂酸和甘油：

$$
\begin{array}{l}
C_{17}H_{35}-COO-CH_2 \\
C_{17}H_{35}-COO-CH \quad + 3H_2O \longrightarrow \\
C_{17}H_{35}-COO-CH_2
\end{array}
\quad
\begin{array}{l}
CH_2-OH \\
CH-OH \quad + 3C_{17}H_{35}COOH \\
CH_2-OH
\end{array}
$$

食物中的油脂在口腔内不起化学变化，在胃内也基本上不被消化。进入小肠后，脂肪受胆汁中胆盐的作用时，乳化变成细小的脂肪微粒，大大增加了脂肪与酶的接触面积，脂肪微粒经胰脂肪酶的水解作用，生成脂肪酸和甘油。脂肪在人体内的转化，涉及多种化学反应过程。脂肪消化水解生成的甘油能溶于水，直接在肠内被吸收利用，在细胞质中形成磷酸甘油酯，参与糖酵化过程。脂肪酸受胆盐的作用，变为水溶物后才被吸收，进入肠黏膜细胞内，一部分进入毛细血管，由门静脉进入肝脏，而大部分进入淋巴毛细管，最后经胸导管进入血液循环。脂肪酸在细胞质中转化为乙酰辅酶 A，进入三羧酸循环，最终氧化生成水、二氧化碳，释放出能量；一些脂肪酸与甘油合成为人体脂肪。溶解在油脂中的脂溶性维生素也随着一起被吸收。

脂肪是人体能量的重要来源。每克碳水化合物、蛋白质和酒精所提供的热量分别是 15.7kJ、16.7kJ 和 29.3kJ，而每克脂肪能够提供 37.7kJ 的热量。成年人每天摄入能量的 2/5～1/4 来自脂肪；新生儿则是 1/2 来自脂肪。一般认为，每人每日应摄入 50g 左右的油脂。婴儿摄入较多脂肪能够促进脂肪堆积，进而隔绝热损失。食物中增加脂肪能够使热量翻倍，将脂肪从肉类、奶制品等产品中移除会大幅度地减少热量。脂肪还有助于维生素的吸收。人体所需脂溶性维生素（维生素 A、维生素 D、维生素 E 和维生素 K）的供给和吸收，可以通过食用脂肪类食品获得。

人体中的脂肪除了提供能量、储存能量外，还可以在机体中起隔热保温作用，支持及保护体内各种脏器和组织、关节。皮下脂肪是储存在体内的脂肪，可随时被人体动用，为人提供热量，还在代谢过程中提供各种脂肪酸作为合成其他脂质的材料。脂肪在女性生育过程中起着重要的作用。一个成年健康的女性体内所含的脂肪占了自身体重的 20%～30%，是男性的两倍。

如果这个数字降至 18% 以下，排卵过程就会停止；通常认为如果脂肪占体重超过 50% 时，将导致不孕。

脂肪酸是人体的重要营养物质。人们在研究油脂在体内的作用时，多以脂肪酸为对象。研究发现，不饱和脂肪酸有利于细胞发挥正常生理功能，它具有降低人体中低密度胆固醇酯比例、提高高密度胆固醇酯比例的功效，有预防动脉粥样硬化的作用。多不饱和脂肪酸有利于降低血液中胆固醇和甘油三酯，有利于降低血液黏稠度，改善血液微循环。多不饱和脂肪酸是合成前列腺素必需的物质，还可提高脑细胞的活性，增强记忆力和思维能力。膳食中不饱和脂肪酸不足时，血液中低密度脂蛋白胆固醇增加，容易发生动脉粥样硬化，诱发心脑血管疾病。ω-3 不饱和脂肪酸是脑神经的重要营养成分，摄入不足将影响记忆力和思维力，影响婴幼儿智力发育。

不饱和脂肪酸尤其多不饱和脂肪酸含量是评价食用油营养水平的重要依据。不饱和脂肪酸甘油酯是人体不可缺少的。人体不能合成亚油酸和亚麻酸甘油酯，必须从膳食中补充。由于不饱和脂肪酸极易氧化，食用它们时应适量增加维生素 E 的摄入量。

不饱和脂肪酸甘油酯有许多营养功能，但也不是多多益善。如果从膳食中过多摄入不饱和脂肪酸甘油酯，可能干扰生长因子、细胞质、脂蛋白的合成。例如，ω-6 系列不饱和脂肪酸甘油酯过多将干扰人体对 ω-3 不饱和脂肪酸甘油酯的利用，易诱发肿瘤。

牛、羊、猪等动物的脂肪以及某些植物油（如椰子油、棕榈油、棉籽油和可可油）含有丰富的饱和脂肪酸。饱和脂肪酸是构成人体脂质的基本成分之一，也是发挥油脂生理功能的重要成分，是人体热量的主要来源之一。从食物中摄入适量的饱和脂肪酸，对身体也是有益的。实验研究发现，进食大量饱和脂肪酸后肝脏的 3-羟基-3-甲基戊二酰辅酶 A（HMG-CoA）还原酶的活性升高。由于含饱和脂肪酸的食物，也往往富含胆固醇，过多摄入含饱和脂肪酸的食物，也会使胆固醇增加。饱和脂肪酸摄入量过高，可能增加总胆固醇、甘油三酯、低密度脂蛋白胆固醇（LDL-C）升高的风险，可能引起动脉管腔狭窄，形成动脉粥样硬化，增加患冠心病的风险。

肥的猪肉，比如五花肉、肘子肉，脂肪含量高达 90%，其中含有 37% 左右的饱和脂肪酸，46% 左右的单不饱和脂肪酸。我国的传统美食中就有以肥肉为主的菜肴，如红烧肉（图 9-2）、东坡肉、虎皮扣肉、红烧肘子等。肥肉能够供给人体更高的热量，肥肉中还含有人体需要的卵磷脂和胆固醇。胆固醇是组成脑、肝、心、肾必不可少的物质，还是人体内不少内分泌激素如性激素的主要原料。有一部分胆固醇经紫外光照射可转化为维生素 D。含脂肪量高的食物吃了以后比较耐饥，脂肪可以溶解维生素 A、维生素 D、维生素 E 和维生素 K，同时也能促进这些维生素的吸收和利用。因此，适当吃些肥肉是有好处的。一般来说，一个人每日脂肪摄取量不宜超过 50g。体力消耗大的人群应多吃肥肉，以满足身体活动的需要。人如果长期不吃或很少吃肥肉，机体容易处于低胆固醇状态，严重的会导致疾病。当然，由于肥肉中含有较多的饱和脂肪酸和胆固醇，患有高血压、冠心病等疾病的患者，应少吃或不吃肥肉。健康的人在膳食中也不宜过多食用猪油、黄油，少吃油炸食品。烹调要多使用植物油，如花生油、芝麻油、菜籽油等。

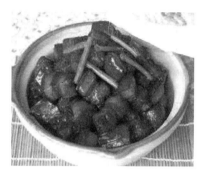

图 9-2　传统美食——红烧肉

但是，不要把脂肪、肥肉看成肥胖的"元凶"。我们知道饥饿会使人变瘦，因为没有从食物获得足够的热量，要靠消耗体内脂肪来供给热量。防止肥胖要控制饮食的总热量。糖、脂肪、蛋白质的代谢是互相联系的。人体内的化学反应，可以把碳水化合物（糖类）变成脂肪，也可以把蛋白质变成糖或脂肪。因此，不吃肉但吃了过量的含糖类与蛋白质的食物，包括米、面、副食品等，摄入的总热量超过了人体消耗的热量，同样会发胖。

提倡适当控制膳食中脂肪的摄入量，不等于不要摄入或尽可能少摄入脂肪。脂肪也是人体必需的营养物质。拒绝食用脂肪，将大大降低我们活动所需要的能量来源。日常饮食要合理搭配饱和脂肪酸和不饱和脂肪酸的食物来源，保证必需脂肪酸的摄入量，植物油脂、动物脂肪两者均不可缺少。一般认为，膳食脂肪中的 2/3 应该是植物油脂，1/3 是动物脂肪。

9.3　反式脂肪酸对人体有什么危害

由于人们担心动物油脂中的饱和脂肪酸会威胁心脏健康，转而使用不饱和脂肪酸含量较大、熔点较低的植物油氢化加工制造的人造脂肪、氢化油。植物油氢化转化为人造脂肪，油脂中脂肪酸烃基的饱和度提高，同时脂肪酸分子结构发生了扭曲变化，分子从"顺式"变成"反式"。人造脂肪具有一种特殊的芳香，能增添食品酥脆口感，而且不易被氧化。用它加工的食品保存期增长，受到人们的欢迎。人们一度认为人造脂肪来自植物油，不会像动物脂肪那样导致肥胖，而且觉得反式脂肪属于不饱和脂肪，用它取代饱和脂肪比较健康。但是，进一步的研究已经证实，食品所含的天然植物油脂里的不饱和脂肪酸，经过氢化后，变得难以被吸收、利用，滞留于人体中，将会增加罹患心血管疾病的概率。

市售包装速食食品、餐厅的油炸食品、咖啡伴侣或奶精，方便面、饼干、酥皮面包、薯片以及含有代可可脂的巧克力糖等大都使用了人造脂肪。为了避免摄入更多的反式脂肪酸，最好少食用标注有"氢化"字样的油脂和食品，少食用含有较多反式脂肪酸的炸薯条、炸鸡块等油炸食物和快餐类食品。

10

吃红肉还是白肉好

时下，不少人在选择肉食时，纠结于吃白肉还是吃红肉。有人认为红肉热量高，不利于减肥。有人认为红肉所含的脂肪多，而且多属于饱和脂肪酸酯，饱和脂肪酸酯摄入过多可能导致血液中低密度脂蛋白胆固醇升高，吃太多红肉患"三高"、结肠癌、直肠癌等疾病的风险较高。有人认为水果、蔬菜吃得越多越健康，在饮食中用果蔬代替肉类。一些专家的统计分析显示，喜欢吃红肉的人和喜欢吃白肉的人相比，得某些疾病的风险高一些。有报道说，欧洲科学家对将近50万成人进行研究后发现，每天吃两份红肉制品者，罹患肠癌的概率增加35%，世界卫生组织也因此呼吁人们多吃鱼，少吃红肉。许多媒体的报道也都在建议多吃蔬菜、水果或者是鱼肉，而要少吃红肉。社会上流传的"多吃没有腿的，少吃四条腿的"说法，也助长了"吃白肉比吃红肉好"的观念的流行。

究竟红肉和白肉有什么区别，要怎样科学地看待吃白肉还是吃红肉的问题？

10.1　红肉和白肉的营养价值

所谓红肉、白肉，是食品研究人员从营养学角度分析不同颜色的肉类对人体健康的影响，对肉类所做的区分。肉类在做熟前呈红色的属于"红肉"，包括猪、牛、羊等哺乳动物的肉，在做熟前呈浅颜色的肉属于"白肉"，包括鸡、鸭、鹅、鱼、虾、蟹、牡蛎、蛤蜊等家禽和鱼类、贝类等非哺乳动物的肉（图 10-1）。虾、三文鱼的肉也呈红色，但是也属于白肉。

红肉中含有肌红蛋白和血红蛋白，这两种蛋白会让肉呈现红色。红肉肌肉纤维粗硬，和白肉相比，脂肪含量相对较高，尤其是饱和脂肪酸酯。其中以猪肉含量最高，羊肉次之，牛肉较低。红肉中含有丰富的铁、锌、蛋白质、B 族维生素等，有利于补充血红素、促进生长发育、提高人体免疫力。

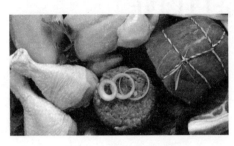

图 10-1　红肉和白肉

以牛肉为例，牛肉蛋白质含量比较高，氨基酸组成比猪肉更接近人体需要，脂肪含量在各种红肉中相对较低、味道鲜美。据研究，每 100g 牛肉，平均含蛋白质 19.9g、脂肪 4.2g、碳水化合物 2g、胆固醇 84mg，含有钙、磷、钾、钠、镁、铁等矿物元素和多种维生素（维生素 B_6、维生素 B_{12} 特别丰富），能量达 522.5kJ。与猪肉、鸡肉、鸭肉、鱼肉相比，牛肉的营养价值特别高：肌氨酸含量高，而肌氨酸是肌肉能量的主要来源，食用有利于增长肌肉和力量；含有较多的肉毒碱，肉毒碱能支持脂肪的新陈代谢，可产生支链氨基酸；脂肪含量较低，富含亚油酸；镁、钾、锌元素含量丰富，锌有助于合成蛋白质、促进肌肉生长，锌与谷氨酸盐、维生素 B_6 能增强人的免疫系统，镁可提高胰岛素合成代谢的效率；铁的含量比其他肉类都丰富。

和红肉比较，白肉的肌肉纤维细腻，蛋白质含量较高，脂肪含量低些，脂肪中不饱和脂肪酸酯相对较多。据研究分析，鸡肉蛋白质含量高达 20％左右，是蛋白质含量最高的肉类之一，远高于猪肉。鸡肉所含脂肪一般只有6％～9％，而且富含不饱和脂肪酸酯，亚油酸含量可达 20％。鸡肉中维生素 A 含量也比其他肉类多。还有研究表明，鸭肉的脂肪、碳水化合物含量适中，鸭肉中的脂肪不同于黄油或猪油，其饱和脂肪酸、单不饱和脂肪酸、多不饱和脂肪酸的比例接近理想值，其化学成分与橄榄油相似，有降低胆固醇的作用，对防治心脑血管疾病有益，对于担心摄入太多饱和脂肪酸会形成动脉粥样硬化的人群来说尤为适宜。还有的报道说，从生物学价值上来看，鹅肉是全价蛋白质、优质蛋白质。鹅肉中的脂肪含量比鸡肉高一点，比其他肉要低得多。鹅肉不仅脂肪含量低，同时富含人体必需的多种氨基酸以及多种维生素、微量元素、矿物质。鹅肉营养丰富，不饱和脂肪酸含量高，是理想的高蛋白、低脂肪、低胆固醇的健康食品。

水产品的肉属于白肉（图 10-2）。水产品包括各种鱼类、虾、蟹、蛤蜊、海参等。水产品味道鲜美，是人们的饮食佳品。水产品是水生动植物，是蛋白质、无机盐和维生素的极佳来源。水产品蛋白质含量高，脂肪含量较低（一般在5%以下），胡萝卜素含量也比较高。海产类的无机盐（钙、磷、钾和碘等）含量比禽畜类高，尤其富含碘。

对鱼肉的研究指出，鱼肉肉质细嫩，丰腴鲜美，含有大量的蛋白质，且所含的蛋白质都是完全蛋白质，其中所含必需氨基酸的量和比值最适合人体需要，容易被人体消化吸收。鱼肉的脂肪含量一般比较低，大多数只有1%～4%，鱼肉的脂肪多由不饱和脂肪酸组成，不饱和脂肪酸的碳链较长，具有降低胆固醇的作用。鱼类蛋

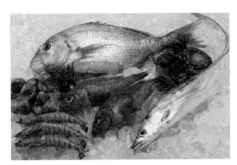

图 10-2　美味的水产品

白质纤维纤细，其氨基酸组成与人体蛋白质的组成相似，含有人体不能合成的 8 种必需氨基酸，且比例均衡，较易为人体吸收利用，营养价值高。鱼的脂肪、海藻油中含有 DHA 和 EPA 等多种不饱和 ω-3 脂肪酸。人体中 ω-3 脂肪酸含量保持适当的水平，对于正常的生长和发育十分必要。DHA 是二十二碳六烯酸，俗称"脑黄金"，是神经系统细胞生长和维持细胞活性的主要成分，也是大脑和视网膜的重要构成成分，在人体大脑皮层中含量高达20%，在眼睛视网膜中所占比例最大，约占 50%。DHA 是人的大脑发育、成长所需的重要物质之一，对婴儿智力和视力发育至关重要。据研究，DHA 在保护人体健康上也有重要的作用，有抑制发炎、降低血脂、预防心血管疾病、改善老人痴呆的作用。野生鲑鱼、鲭鱼、沙丁鱼和青鱼含有比较丰富的 EPA，EPA 是二十碳五烯酸。鱼油中的 EPA 能减少有害的免疫反应，并对治疗由自身免疫缺陷引起的炎症（如风湿性关节炎）有效，能促进循环系统的健康，防止胆固醇和脂肪在动脉壁上积聚，也能使糖尿病患者血压降低。包括 EPA 在内的 ω-3 脂肪酸，对肺病、肾病、2 型糖尿病、大肠溃疡和阶段性回肠炎的治疗都会起到积极的作用。

各种不同的鱼，还有不同的生理功能。例如，中医认为鲫鱼有益气健脾、利水消肿、清热解毒的功能；鲢鱼有温中益气、暖胃、滋润肌肤等功能；青鱼有补气养胃、化湿利水等功能，其所含锌、硒等微量元素有助于抗癌；黑鱼有补脾利水、清热祛风、补肝益肾等功能；墨鱼有滋肝肾、补气血、清胃去热、养血、明目等功能；草鱼有暖胃、平肝祛风等功能；带鱼有

暖胃、补五脏等功能，可用作迁延性肝炎、慢性肝炎的辅助治疗；鳗鱼有益气养血、柔筋利骨等功能。

虾类的营养极为丰富，虾中含有 20％的蛋白质，是蛋白质含量很高的食品，其蛋白质含量是鱼、蛋、奶的几倍到几十倍。虾的胆固醇含量较高，但同时含有丰富的能降低人体血清胆固醇的牛磺酸。虾还含有丰富的钾、碘、镁、磷等元素和维生素 A 等成分。老年人常食虾皮，可预防因缺钙所致的骨质疏松症。

贝类具有高蛋白、高铁、高钙、少脂肪的特点。食用贝类食物后，常有一种清爽宜人的感觉。蟹类味道鲜美，含有丰富的蛋白质、钙和维生素，营养丰富。中医认为螃蟹有滋阴补髓、清热化痰的作用。

许多研究表明，红肉、白肉都有很高的营养价值，在营养功能上各有特点，可以为我们提供不同的营养物质。

10.2　红肉和白肉的选择和食用

红肉、白肉有各自特殊的营养功能，在饮食的选择中不可偏废。

有人认为果蔬里也含有很多铁，可以替代红肉补铁。这种看法是不对的。营养学将食物中的铁分为血红素铁及非血红素铁两大类。血红素铁容易被人体吸收，吸收率约为非血红素铁的 5 倍。动物体内含有的铁大多是血红素铁。肉类等食物中的铁 40％左右是血红素铁。动物血和含血的肌肉、脏器中，铁以血红蛋白、肌红蛋白形式存在，是二价铁。血红素铁在人体中可被肠黏膜直接吸收，供人体利用。蛋黄中的铁属非血红素铁，蛋黄中含磷多，铁不易被吸收。营养学认为果蔬里的铁是非血红素铁，人体难以吸收利用。大多数植物中的铁（如谷物、豆类、绿叶蔬菜、木耳等）以三价铁的形式与蛋白质、氨基酸和有机酸（如植酸、草酸等）形成配合物。植物性食物中含有的磷酸盐、碳酸盐、植酸、鞣酸、草酸，能与铁结合，形成人体不能吸收的不溶性三价铁盐。例如，菠菜中的铁，吸收率大约为 1.3％。因此，不能认为食用果蔬和食用肉类一样可以为人体提供足够的

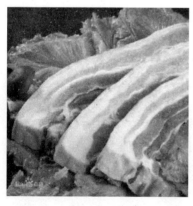

图 10-3　五花肉

铁。人体需要铁元素，合成血红蛋白必须利用二价铁，二价铁有助于机体保持较高的能量水平。体内缺铁，会导致贫血，抵抗力下降，导致头痛、手脚发麻、舌头肿胀、皮肤及口唇苍白等症状。缺铁并经常运动或健身的人，由于体内氧气供应不足，血糖、肝糖消耗增加，而脂肪消耗减少，影响减肥效果。

当然，也不能为了补铁，过量食用红肉。不注意膳食的营养均衡，会产生健康隐患，包括人们担忧的"三高"。如果只吃红肉，不吃水果、蔬菜，不注意"食物多样，谷类为主，粗细搭配"，会造成便秘，排泄物在肠道中氧化发酵及腐败，这些都可能对机体健康造成不良影响，甚至引发肠胃癌症。总之，排斥、不吃红肉，或者过量食用红肉，对机体的健康都是不利的。

肥肉和猪油的食用，也是近几年来争议很多的问题。

肥肉主要指猪的五花肉（图 10-3）、肘子肉。猪油是用猪肉里或内脏外面成片成块的油脂（"板油"），和猪皮里与瘦肉紧挨着或与瘦肉互相夹杂的肥肉熬制加工制成的油脂。它们的主要成分都是脂肪（其中主要是饱和脂肪酸）。

猪油有其他食物难以替代的特殊香味，能增进人们的食欲，用它烹调萝卜、粉丝、面条及豆制品，有特殊的香味，让人难以割舍。中医认为猪油对某些疾病有食疗的作用。许多中国人喜爱食用肥肉做成的红烧肉、东坡肉、虎皮扣肉、红烧肘子，还经常用猪油炒菜、拌面条、拌菜（图 10-4）。有人认为，这些我国的传统美食并未让爱吃的人患上"三高"，不用忌吃。更有一些报道，大力宣传肥肉、猪油对人体健康的好处。国外有人对近千种食物的营养排名，还把猪油列为最有营养价值食品的第八位。但也有更多的人认为肥肉、猪油中含有较多的饱和脂肪酸和胆固醇，患有高血压、冠心病等疾病的患者，应少吃或不吃。有些人怕肥胖，忌吃肥肉和猪油。究竟应该如何评价肥肉和猪油对人体健康的影响？

我们知道，脂肪是人体热量的主要来源之一，食用含脂肪高的食物耐饥。脂肪能溶解油溶性维生素 A、维生素 D、维生素 E 和维生素 K，促进这些维生素的吸收和利用。肥肉中还含血红素、能促进铁吸收的半胱氨酸，有利于改善缺铁性贫血的症状。人们长期不吃或很少吃肥肉，容易使机体处在低胆固醇状态下，严重的可继发其他疾病，同样会导致动脉硬化，还特别容易患贫血、癌症及营养不良等疾病。

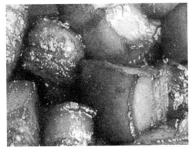

图 10-4　用肥肉烹饪的美食

谈到肥胖，应该认识肥胖的根本原因是饮食摄入的营养物质所含的总热量太多，大大超过人的活动的需要。这部分营养（包括糖、脂肪、蛋白质）都会通过体内的化学反应，转化为脂肪储存在体内。如果不食用肥肉、猪油，改食用鱼、瘦肉、黄油、奶油，吸收的热量超过需要，仍然会发胖。在膳食中减少热量摄入是降低体脂的有效方法。除了减少食物中的脂肪含量（如剔除肉中过多的脂肪）以及减少在烹饪中使用的食用油外，限制碳水化合物和酒精的摄入量也是十分重要的。虽然人体中的碳水化合物、酒精与脂肪相比，在代谢中能优先被氧化，为人体提供能量，但是当身体储存的碳水化合物太多，没有被消耗就会转化为脂肪储存起来。

食用肥肉，只要烹饪得当，控制好食量，能促进健康。尤其从事体力消耗大的工作的人，应该多吃一些肥肉，不能把肥肉当"禁品"。中国居民膳食指南指出我国居民每日脂肪摄取量不宜超过 50g。食用猪油，每天不宜超过 10g。过于肥胖或医生建议禁食的人，应少吃肥肉和猪油，尤其是肝硬化病人。因为脂肪的消化需要肝脏分泌胆汁，脂肪的分解、利用又主要在肝脏进行，肝细胞功能减退，胆汁合成及分泌减少，脂肪的消化和吸收会受到阻碍，食用脂肪加重了肝脏负担，肝细胞内脂肪的沉积也能妨碍肝糖原的合成，降低肝细胞的功能。

在白肉的食用中，水产品食用的安全问题，也是人们考虑较多的问题。

水产品本身或者储运过程中容易携带微生物，在适宜环境中会分解蛋白质、氨基酸、脂肪等成分，产生有臭味和毒性的物质，使水产品变质；水产品本身含有的酶在一定环境条件下也能促使水产品腐败变质。此外，不要食用未熟透的贝类；海带含砷较高，要用水洗泡后烹调。保存、食用水产品，要注意：

① 低温保鲜。鱼肉和畜肉不同，其所含的水分和蛋白质较多，结缔组织较少，容易腐烂。低温可以抑制或减缓水产品酶类的活性和细菌生长，防止腐败变质，保持水产品的营养价值。

② 注意依据不同水产品的特点烹调食用。例如河豚毒性大，烹调要得法。有些鱼类即使刚刚死亡，体内毒素积累也很多，以鲜活为宜。有些水产动物易感染肺吸虫和肝吸虫，特别是小河和小溪中的河蟹，烹调要烧熟煮透。还有一些鱼体内有许多组织胺，容易引起过敏。

③ 有些不法商贩，为了保持水产品的卖相，用甲醛溶液（福尔马林）处理鱼虾，食用这些水产品，不仅不能补充营养，还容易发生中毒、影响健康，要注意鉴别。

11

香脆的油条有害健康吗

油条（图 11-1）在我国是一种古老的面食，口感松脆有韧劲，是大众喜爱的传统早点之一。我国许多地区都有油条，各地叫法不一。如，天津称为果子，安徽一些地区称油果子，东北地区称大果子，福建闽南等地称油炸鬼，广东潮汕地区称油炸果。早在南北朝时期，北魏农学家贾思勰在其所著的《齐民要术》中就记录了油炸食品的制作方法。民间流传，宋朝时，奸臣秦桧迫害岳

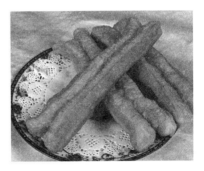

图 11-1　油条

飞，人们制作油条，称之为"油炸桧"，以表达对秦桧的愤恨。

随着科学的发展，人们对科学饮食认识的提高，油条是否有害健康的问题，引起了人们的注意：油条制作工艺中使用的明矾对人体是否存在危害？油条是高热量高脂肪食品，是否有害健康？

11.1　油条的制作和食用

油条是面粉发酵、油炸制作的食品。普通面粉加入食盐、碱面、温水和鲜酵母（或已发酵的面团）揉和、揣捣，可以形成光滑、柔软、筋道的面团。面团用温布盖好，发酵 20～30min，再揉和、揣捣发酵 3～4 次，面团中酵母菌大量繁殖，产生二氧化碳气体，形成柔顺的膨胀的面团。在发酵后

的面团中再加入食盐、少量纯碱和明矾，揉和，切成条状物。把两条面团叠好，在中段轻压、旋转、拉长，放入热油锅炸制，就制作出金黄油亮、膨松、香脆的油条。

制作馒头和油条使用的酵母是一种单细胞的兼性厌氧真核微生物。在面胚发酵过程（通常称为醒发）中，酵母菌大量繁殖，分泌出糖化酶和酒化酶，使一小部分淀粉变成葡萄糖、乙醇，少量有机酸和二氧化碳气体。二氧化碳气体分散在面团中，使面团膨胀。发酵后加入的纯碱，可以中和有机酸，并与加入的少量明矾作用，产生二氧化碳气体。在油炸时，二氧化碳气体逸出，产生微孔并使面团膨胀，成为松脆带有浓郁油香味的食品。

传统面点制作工艺使用的发酵"老面团"，是利用野生酵母和一些杂菌，发出的面团常含有有机酸而带酸味，需要加入小苏打中和酸味。杂菌的代谢产物和加入的小苏打可能引入有害成分或破坏营养成分。现在，已普遍使用纯度高的活性酵母。活性酵母是一种有益的生物膨松剂，几乎不产生酸性物质，对人体没有副作用。酵母本身是由蛋白质和碳水化合物构成的，还含有丰富的 B 族维生素和钙、铁及其他微量元素，具有很高的营养价值。酵母作为面食膨松剂，需要足够长的时间和适宜的温度才能使面团充分发酵，产生较多的二氧化碳气体。

制作油条时，加入的少量纯碱和明矾发生化学反应，生成二氧化碳、少量氢氧化铝和硫酸钠。研究发现，铝元素和老年性痴呆症、精神异常病变有一定相关性。长期过量摄入铝，在体内累积起来可能产生不易觉察的毒害。我国食品安全国家标准规定，食物中铝的残留量不得大于 100mg/kg。世界卫生组织提出，成年人每日铝的摄入量最多不超过 0.6mg /kg。然而，只要不是经常从食物中摄入超过允许量的铝，它的危害并不大。在医疗上也运用铝的化合物（氢氧化铝）作抗酸药。例如，胃病用药"胃舒平"的主要成分就是氢氧化铝，它能中和胃酸、保护溃疡面，用于治疗胃酸过多、胃溃疡和十二指肠溃疡等病症。油条制作过程中加入的明矾不多，只要制作过程中不违规过量使用明矾，人们也不经常过量地食用油条，就不必担心食用油条会危害健康。

近几年，为了消除人们对铝可能危害人体健康的疑虑，市场上出现了不用明矾的无铝油条。这种油条的制作工艺有两种：一种是使用无铝的泡打粉、小苏打、盐、温牛奶、水来和面，混合揉匀后，再加入少许植物油，揉光滑，在常温下醒发，制成面胚；另一种工艺是用市售的油条粉、鸡蛋、色拉油来和面，醒发，制成面胚。

泡打粉、油条粉都是食品添加剂，属于膨松剂（图11-2）。其商品名称是复合疏松剂（又称发泡剂、发酵粉、油条精）。膨松剂是用化学品人工配制的，加入面制品中，可以使产品形成致密多孔的组织，使制品膨松、柔软或酥脆，广泛应用于面食、蛋糕、饼干等食品的生产制造。制作油条的无铝复合膨松剂，是用苏打粉（碳酸氢钠）或碳酸氢铵、碳酸氢钾、轻质碳酸钙等化合物，与无铝的、无毒害作用的酸性化合物（如葡萄糖酸-δ-内酯、焦磷酸二氢二钠、磷酸氢钙、酒石酸氢钾等）配制而成，还使用淀粉、玉米粉作填充剂。配料中的酸性化合物大多是弱酸性的酸式盐。葡萄糖酸-δ-内酯，在水中发生水解形成葡萄糖酸及其δ-内酯、γ-内酯的平衡混合物，也有弱酸性。泡打粉溶于水，调和在面团中，配料中的酸性物质和碳酸氢钠等含碳酸根的物质能发生反应，生成二氧化碳气体。在烘焙或油炸过程中，二氧化碳气体能快速、均匀生成并释放出来，使产品疏松香脆。

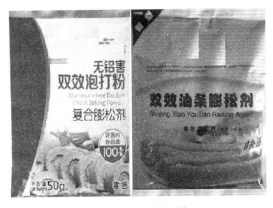

图 11-2　膨松剂

市面上销售的泡打粉也有使用明矾或铵明矾（硫酸铝铵）配制的，并非无铝膨松剂。使用时要注意区分。

油条是高温油炸食品，含有大量的脂肪，属于高热量、高油脂食品。在油炸过程中，面粉里含有的必需脂肪酸，以及脂溶性维生素 A、维生素 D、维生素 E、维生素 B_1、维生素 B_2 等不耐高温的营养成分大部分遭到氧化破坏，营养价值降低。

如果炸油条用的油是反复使用、色泽变深、黏度变大的老化油脂，油脂中所含的各种营养物质如必需脂肪酸、各种维生素等成分，基本被氧化破坏，不饱和脂肪酸还会发生聚合，形成二聚体、多聚体等大分子化合物。不饱和脂肪酸经反复高温加热后产生的各类聚合物，不易被机体消化吸收，而且有异味，有的还有一定毒性。因此，炸油条应经常更换新油，不要食用色泽很深、很黏稠的变质的油炸制的油条。

我国各地食用油条，通常配以豆浆、豆爽（以绿豆糖水烹调成的甜品汤，流行于潮汕地区）、鲜蚵仔（牡蛎）汤（用牡蛎肉、少许青菜、葱花等烹调，用淀粉勾芡成浓汤，在闽南一带流行）、鼎边糊（用米浆在锅边烫成薄片，铲入用少许水产品、葱花等煮成的汤料中做成，福州一带流行）。这种吃法，味道绝佳，营养丰富均衡，油腻与清淡搭配，热性与凉性调和，又减少了油条的食量，是十分科学的。

除油条外，市面上还有多种油炸食品。它们香脆，食用方便，是快餐和街头小吃类的传统方便食品。油炸食品大多是利用油脂作为热交换介质，使食品中的淀粉糊化、蛋白质变性、水分受热蒸发，而使食品变热，成为松脆的食品。和油条一样，这些油炸食品不宜多吃。

11.2　食用油炸、烧烤食品的安全风险

油炸食品含有大量的油脂和脂肪酸，是高热量、高油脂的食物，长期食用就会使体内胆固醇的水平升高，造成肥胖。和油条相似，多数食物经高温油炸，部分蛋白质发生变质，营养价值降低。高温还会破坏食物中的脂溶性维生素，如维生素 A、胡萝卜素和维生素 E，不利于人体的吸收和利用。油炸食品中还含有大量的反式脂肪酸、膨松剂及色素等物质。反式脂肪酸进入人体后，在体内代谢、转化，会干扰必需脂肪酸的正常代谢，导致必需脂肪酸缺乏。富含糖类的食物在油煎、烘烤或烘焙时，加热到120℃以上，还会形成丙烯酰胺。研究发现，饮食中的丙烯酰胺和肾脏癌症、子宫内膜癌以及卵巢癌存在一定的关联（但是还没有证据显示含有丙烯酰胺的食物，就是致癌物）。丙烯酰胺是天冬酰胺和一些糖类物质反应的产物，在油炸土豆和咖啡中也存在丙烯酰胺。

烧烤肉类中含有两类对人体健康有害的化合物：一类为多环芳香烃（PAHs），如萘和苯并芘等；另一类是杂环胺类化合物（HCAs）。动物试验表明，暴露于高水平的多环芳香烃、杂环胺类化合物中往往会诱发癌症。富含蛋白质的食物（如猪、牛、羊肉或鱼肉）在高温烹饪时会产生杂环胺，这是由于在反复烹饪时，可能引发氨基酸和糖类之间的反应，生成杂环胺类化合物。而脂肪在烤架上燃烧所产生的烟雾中则含有多环芳香烃。

目前已经检测出的 400 多种主要致癌物中，一半以上是属于多环芳烃一类的化合物。苯并芘是一类具有明显致癌作用的有机化合物。苯并芘有苯并[a]芘和苯并[e]芘两种异构体。它是苯与芘稠合而成的一类多环芳烃。最常见的苯并芘是苯并[a]芘（3,4-苯并芘），它的结构如图 11-3 所示。它是由一个苯环和一个芘分子结合而成的多环芳烃类化合物。吸烟的烟雾中就含有苯并芘，厨房油烟，煮焦或油炸、烧烤过火的鱼、肉中都可能含有加工过程产生的苯并芘。烹饪过程中肉类的脂肪和滴落在火焰上的油汁容易产生多环芳烃。食用油加热到 270℃时，产生的油烟中会含有苯并芘等化合物。油炸食品原材料过期、变质，反复多次使用变质、不干净的油脂，产生有害健康或致癌物质的可能性会增大。煎炸的油温越高，产生的苯并芘越多。多次煎炸食品的植物油也会含有苯并芘。在烧烤食物时，使食物和炭火保持较远的距离，可以大大减少多环芳香烃、杂环胺类化合物的形成。有检测发现，烧烤温度超过 230℃ 的食品，或在 180℃ 烤制时间超过 30min 的，都含有苯并芘。研究者发现，油煎、烘烤食物时，在高温下变成焦黑的物质中含有的有害物质可能比烧烤浓烟中产生的苯并芘等稠环芳烃类更有害。焦黑的物质碳化后产生高温裂解，会产生大量的自由基，并且相互结合成苯并芘。有研究表明，在烤焦的鱼皮中，苯并芘高达 $53.6 \sim 70\mu g/kg$。而对烤鸭和烤羊肉串的苯并芘检测结果显示，3,4-苯并芘平均含量为 $0.21 \sim 0.38\mu g/kg$。

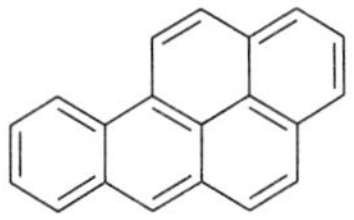

图 11-3 苯并[a]芘的结构式

鉴于苯并芘对人体健康的危害，食品安全国家标准对苯并芘在食物中的含量做了上限规定。研究者认为油煎、烘烤食物时，食物以呈金黄色为宜，不要变成棕褐色或黑色，这样会大大减少丙烯酰胺、苯并芘等多环芳香烃的产生。

健康的人体对少量苯并芘有代谢功能。因此只要不是长期接触，也不必过分担心这类物质对健康的危害。但是，改变经常食用油炸、烧烤食物的习惯，合理科学地安排饮食，多吃蔬菜、水果和全谷物，养成合理科学的饮食习惯，尽量降低摄入有害物质的风险，是对健康有益的。

12
蔬菜的选择食用也是学问

当今社会，多吃蔬菜、水果有利于身体健康，已经成为通识。蔬菜品种日益丰富，出现了反季节蔬菜、无公害蔬菜、脱水蔬菜，蔬菜的食用方式也日趋多样。如何科学地选购、食用蔬菜也是一门小学问。

12.1 蔬菜的营养价值与选择

蔬菜是人们膳食中不可或缺的副食品。通常人们食用的蔬菜，包括植物和菌类。植物的根（如萝卜、甘薯、牛蒡等）、茎（如莴笋、马铃薯、莲藕等）、叶（如白菜、菠菜、大葱等）、花（如金针菜、花椰菜、芥蓝等）、果实和种子（如黄瓜、番茄、毛豆等）都可以作为蔬菜（图12-1）。

蔬菜含有的营养物质包括糖类（包括纤维素）、蛋白质、矿物质、维生素、水等。蔬菜是低糖、低盐、低脂的健康食物。

12.1.1 蔬菜的营养价值

蔬菜中所含的糖类物质主要是淀粉和膳

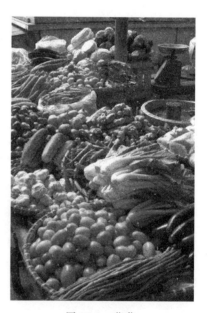

图 12-1 蔬菜

食纤维。胡萝卜、甜菜、豌豆、秋葵富含果胶、琼脂等水溶性膳食纤维，裙带菜、海带等上百种的海藻中富含微溶于热水的水溶性膳食纤维藻朊酸；笋干、番薯、芹菜、茄子、番茄、牛蒡、辣椒、蕨菜、西蓝花、菠菜等含有丰富的非水溶性膳食纤维（图 12-2）。

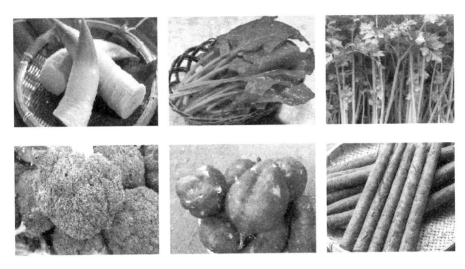

图 12-2 富含非水溶性膳食纤维的蔬菜

随着生活水平的提高，人们摄入的食物中膳食纤维的含量越来越少，患有便秘、过度肥胖、糖尿病、动脉硬化、心脑血管疾病的人越来越多。我国营养学会 2000 年提出，成年人膳食纤维的适宜摄入量为每天 30g 左右。但是，据测算，我国人均每日的实际摄入量仅为 14g 左右，严重不足。通过食物补充膳食纤维成为重要的营养课题。

当然，摄入过量的膳食纤维也有害健康。例如，可能导致摄入的淀粉等可消化吸收的糖类太少，引起低血糖反应；能降低蛋白质的消化吸收率；在延缓糖和脂类吸收的同时，会阻碍部分常量和微量元素（特别是钙、铁、锌等）的吸收。过量食用含膳食纤维的食物，可能使糖尿病患者的胃肠道"不堪重负"，出现不同程度的胃不适。突然增加膳食纤维的摄取量，会产生腹胀、腹痛、胀气等现象。患有痉挛性便秘者、小肠堵塞者应减少或停止摄取高纤维食物。饮食要做到食物多样，谷类为主，粗细搭配，使淀粉、纤维素的摄入均衡。

蔬菜不仅为人们提供了人体所必需的第七营养素——膳食纤维，还为人们提供了多种维生素和矿物质，蔬菜中还含有能预防慢性、退行性疾病的多种化合物。

蔬菜中的维生素、矿物质的营养价值也是不可小觑的。绿色蔬菜含有丰富的维生素 C、维生素 B_1、维生素 B_2、胡萝卜素及多种微量元素。据统计，一般的人身体所必需的维生素 C 的 90％、维生素 A 的 60％来自日常生活中食用的蔬菜。

绿色蔬菜具有很高的营养价值。绿色蔬菜对高血压及失眠患者有一定的镇静作用，对肝脏有益；绿色蔬菜中含有的酒石酸，能阻止糖类变成脂肪；绿色蔬菜中含有的叶酸可防止胎儿神经管畸形，大量的叶酸可有效地清除血液中过多的同型半胱氨酸，起到保护心脏的作用。绿色蔬菜还是人体钙元素的最佳来源。

一些蔬菜还具有一些特殊的营养成分和功能。含有萝卜硫素、类胡萝卜素的蔬菜，对防治肿瘤、心血管疾病有较好的作用。胡萝卜中含有丰富的类胡萝卜素及大量可溶性纤维素，有益于保护眼睛、提高视力，可降低血胆固醇，降低癌症与心血管病的发病率。豆类（如大豆、毛豆、黑豆）所含的类黄酮、异黄酮、蛋白酶抑制剂、肌醇、大豆皂苷、维生素 B，能降低血胆固醇，调节血糖，对降低癌症发病率及防治心血管疾病、糖尿病有良好作用。葱蒜类含有丰富的二丙烯化合物、甲基硫化物等，有利于防治心血管疾病，有消炎杀菌作用。番茄中含有丰富的茄红素，茄红素是高抗氧化剂，能抗氧化，降低前列腺癌及心血管疾病的发病率。茄子中含有多种生物碱，有抑癌、降低血脂、杀菌、通便作用。辣椒、甜椒含有多种维生素、类胡萝卜素、叶酸、辣椒多酚等，能增进食欲、增强血凝的溶解。芹菜中含有芹菜油、蛋白质、无机盐和丰富的维生素，有止血、利尿、降血压等功能。芹菜、黄瓜所含的蛋白酶有助于人体对蛋白质的吸收。冬瓜含有葫芦巴碱和丙醇二酸，前者可加速人体新陈代谢，后者可阻止糖类转化成脂肪，有减肥作用。海藻类（海带、紫菜等）含纤维素高，可促进肠蠕动，有利于有害物质的排出，含钙等无机盐丰富，有调节和平衡血液酸碱度的作用；海藻含碘丰富，有防治甲状腺肿大的作用。马铃薯含有大量的优质纤维素、优质淀粉，还含有丰富的 B 族维生素、微量元素、蛋白质、脂肪，不仅可以作蔬菜，还可以当主食。

蔬菜的抗癌功效一直是各国科学家研究的热点。许多研究报告显示，不同蔬菜在预防各类癌症的发生上各有一定的功效。如，番茄对预防前列腺癌、乳腺癌，红薯对预防结肠癌、乳腺癌，花椰菜中含有的硫代葡萄糖苷类化合物对预防胃癌、肺癌、食道癌的发生都有一定作用。西蓝花（图 12-3）

等十字花科植物中普遍存在一种称为"吲哚-3-甲醇"的天然化合物。它能有效抑制在前列腺癌、乳腺癌、肝癌的发病中起重要作用的物质WWP1，起到防癌的作用。当然，蔬菜中含有这些防癌物质，并不意味着吃这些蔬菜一定能起到防癌的效果，但是，研究从蔬菜中提取出这些物质，进行进一步的研究，对认识这些蔬菜的营养功能，乃至在抗癌药品的研制上都是十分有意义的。

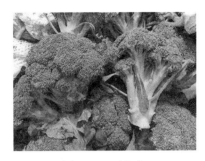

图 12-3　西蓝花

12.1.2　蔬菜选择食用的误区

随着生活水平的提高，人们吃蔬菜越来越重视蔬菜的品质和营养成分，但是，在选择和食用上也存在不少误区。

例如，水分含量高、膳食纤维少的绿色蔬菜，鲜嫩度较高，人们喜欢食用。但是，无论水溶性、非水溶性膳食纤维，对人体的健康都是非常有益的，都应该有适量的摄入。

又如，一些人认为白菜、青菜、萝卜这些普通菜品没营养，愿意选择食用品种时新、价格高、口味好的蔬菜。其实，常见的蔬菜是人们的"家常菜"，它是人类经过几百万年的饮食实践被选择出来的，能流传至今，说明这些品种是经过长期考验的，对人类的健康是非常有益的。从市场营销和供求关系看，物以稀为贵，新品种蔬菜、种植销售中比较稀缺的蔬菜，价格高，但不一定营养价值更高。口味不是衡量蔬菜品质的唯一要素。只吃口味好的蔬菜，会影响摄入营养的均衡。

还有一些人喜欢食用味道新奇、独特的野菜。人类经过千百年来的选择，没有把这些野菜选为餐桌上的主菜，说明它们对人类的健康并无多大的益处，甚至存在某些危害，是不宜多吃或者不能食用的。选择食用蔬菜，应优先选择食离我们比较"近"的食物，不要为满足好奇心，经常食用看起来"鲜美"的野菜。例如，蕨菜（图12-4）是世界上分布最广的野生植物之一，许多地方把它的嫩芽当作蔬菜，也从其根中提取淀粉。每克蕨菜含胡萝卜素1.6mg、维生素C 35mg及多种矿物质。中医认为，蕨菜味甘、性寒，有清热、利湿、消肿、安神、活血、止痛之效，可用于治疗发热、痢疾、黄疸等。蕨菜食用前经用草木灰、碱水或焯水等方法处理后，吃起来味道爽口，

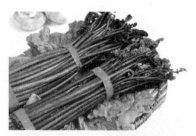

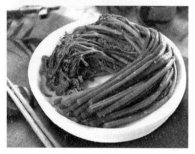

图 12-4 蕨菜

清香顺滑，深得一些人的喜爱。近年来也有一些商家宣传蕨菜是"自然菜""养生菜"，吸引顾客。

相关研究表明，蕨菜中含有一种称为"原蕨苷"的物质，蕨的幼嫩部分中含量更高。原蕨苷进入动物体内会引起急性蕨菜中毒，可导致羊失明。实验发现，原蕨苷还可以与氨基酸反应，也可以破坏遗传物质DNA。它可能引起生物基因突变，致染色体断裂，破坏遗传作用。世界癌症组织把原蕨苷评为 2B 类致癌物，认为经常食用有致癌风险。体质敏感的群体，长期过度摄入，胃癌和食道癌的发病率可能大大提高。

人一次性食用的蕨菜数量有限，一般不会引起急性中毒。"增加癌症风险"并不完全等于"致癌"。偶尔尝尝鲜，一般不会有什么大问题。但是，长期食用，对健康产生的慢性影响，癌症风险增加的可能性，必须引起注意。食用蕨菜前，最好先蒸煮或者用碱水、草木灰浸泡处理后再炒，使原蕨苷的含量降低到一定程度。

生活中常有人为了方便，一次买较多的蔬菜，放着慢慢食用。蔬菜存放久了，营养素会流失，蔬菜中的硝酸盐，在蔬菜中酶和蔬菜表面存在的细菌的作用下，可能被还原成亚硝酸盐，后者在人体内与蛋白质类物质结合，可生成强致癌性的亚硝铵。据研究，在 30℃ 下，储存 24h，绿叶蔬菜中的维生素 C 几乎会全部损失，亚硝酸盐含量会上升几十倍。除了瓜类蔬菜外，一般的蔬菜存放久了，对健康无益。

不少人常常选择食用反季节蔬菜，喜欢选购贴有"无公害蔬菜""绿色蔬菜""有机蔬菜"标签的蔬菜。时令蔬菜是依据植物生长规律，按常规栽培的；反季节蔬菜是用人工方法，创造一定的条件（如温度、光照等），控制植物的生长，栽培出来的。时令蔬菜是应季节栽培生产的，不如反季节蔬菜稀奇、价格昂贵。但从营养价值看，反季节蔬菜不一定比时令蔬菜高。其实，随着季节的自然变化，生长的蔬菜更自然；人类长期形成的依时令栽培、食用蔬菜的习惯，更符合人体的需要。过分追求时新，花钱并不一定讨好。

蔬菜由普通农产品发展到无公害农产品，再发展至绿色食品或有机食品，需要有一个发展过程。真正的有机蔬菜从生产到供应做到大众化，在我国还有待发展。真正的无公害蔬菜、绿色蔬菜、有机蔬菜，生产过程的控制、产品的检验与认证都有一套规定和标准。例如，真正的有机蔬菜是遵循国际有机农业的生产技术标准，在生产过程中应该完全不使用农药、化肥等化学物质，也不使用基因工程技术。产品必须经过独立的有机食品认证机构全过程的质量控制和审查、认证，确保无污染、低能耗和高质量，才能使用有机食品标志。目前，市场上真正的无公害蔬菜、有机蔬菜并不会太多，还是小众消费品。

12.2　蔬菜的食用

12.2.1　蔬菜保存和食用方法

蔬菜在保存、清洗、烹调过程中，营养成分容易流失。要讲究保存和食用的方法。例如：

① 购买的新鲜蔬菜，要保存在低温处，尽量减弱蔬菜的呼吸作用保鲜。不同蔬菜对于保存的温度、湿度要求不同，不宜把不同蔬菜一起放在冰箱中。可选用薄保鲜袋包装，扎几个小洞后封口后放在冷藏室存放。

② 要先洗后切。蔬菜中的维生素 C 是水溶性维生素，很容易溶解于水中。如果先切好再放入水中浸泡，大大增加了维生素 C 的溶解流失。

③ 不宜用清洁剂清洗。蔬菜快成熟时，一般不会再打农药，应用清水清洗。清洁剂留在蔬菜表层，难以清洗干净。

④ 茄子、萝卜等，皮中的维生素含量更高，不削皮可以保留更多的营养成分。表面有蜡质的果蔬，蜡质易吸附农药，要用手或干净的布抹去蜡质，再冲洗干净。

⑤ 烹调过程要用大火炒。蔬菜加热时间越长，不耐高温的维生素等营养成分损失得越多。

⑥ 烹调蔬菜不用加碱面，碱能破坏维生素。有的蔬菜（如菠菜中富含的草酸，过多摄入有害健康），在炒、煮前可先用沸水焯，溶解除去其中含有的有害成分。

⑦ 生吃蔬菜营养摄入更有效，生菜营养成分含量高于烹调的蔬菜。生菜具有阻止上皮细胞发生恶性病变的作用，可以阻断致癌物质与宿主细胞

的结合。

12.2.2　清除蔬菜表面的农药残留

目前，世界上化学农药年产量近 200 万吨，有 1000 多种人工合成化合物被用作杀虫剂、杀菌剂、除草剂、植物生长调节剂等类农药。农药尤其是有机农药大量施用，造成严重的农药污染问题，成为对人体健康的严重威胁。蔬菜的种植中，也同样存在农药残留问题。

一些蔬菜种植者缺乏正确使用农药的基本知识，有的只求杀虫效果好、见效快，有的不讲究农药使用技术，一味加大用药量，病虫害产生了抗药性，造成用药量增加的恶性循环，蔬菜的农药残留大大增加。少数农户违章使用禁、限农药，在农药使用的安全间隔期未满就把蔬菜上市。多年来国家有关部门加强了农药的使用管理以及上市蔬菜农药残留的检测与蔬菜市场的管理。但是，问题不可能得到完全解决，需要我们在食用前做好清除残留农药的工作。例如：

① 浸泡。买回来的蔬菜要浸泡几分钟再冲洗（也可以用苏打水浸泡蔬菜，中和农药毒性；但是不要使用普通的洗涤剂清洗，洗涤剂本身含有的化学成分容易残留在蔬菜中）。使用专业的活氧机进行清洗，可以有效去除农药残留。有些不法商家为了延长娃娃菜的保鲜时间，用甲醛溶液泡洗。购买时要注意挑选，发现购买的娃娃菜疑用甲醛浸泡，应多用清水清洗，不要生吃，在烹调中，残留在菜叶中的甲醛会挥发去除。

② 盐水洗。用 5% 的盐水洗菜。

③ 用淘米水浸泡。淘米水浸泡去除农药残留的效果也比较好。淘米水呈弱碱性，含有淀粉，具有较强的黏性。有利于清除农药残留。

④ 削皮。黄瓜、茄子一类的蔬菜，农药用得比较多，直接削皮再食用较好。

⑤ 阳光照射。蔬菜在阳光下照射 5min，有机氯、有机汞等农药的残留量可减少 60% 左右。

⑥ 高温加热。一些耐高温的蔬菜，比如菜花、豆角、芹菜等洗净后再用开水烫几分钟，农药残留量可下降 30% 左右，再经高温烹调，就可以清除 90% 的农药残留。

12.2.3　蔬菜的食用方式

随着人们生活水平的提高，生活节奏的加快，蔬菜的食用方式也有所变化，出现了一些新的蔬菜食用方式。

将水果、蔬菜加工成果蔬汁，是人们喜爱的蔬菜食用方式。果蔬汁适合婴儿、老年人、病人以及旅行者饮用。果蔬汁浓缩了水果、蔬菜的营养成分，饮用果蔬汁可以获得更多的热量、维生素和矿物质。其在加工过程中加入了糖、酸味剂等食品添加剂，可以改善口味。果蔬汁一般含有丰富的有机酸，能刺激胃肠的分泌，提高消化能力。小肠上部酸性提高，可以帮助钙、磷等矿物质的吸收。果蔬汁中含有的维生素、矿物质，可以更好满足人体的营养需求。同时，有助于体内酸碱平衡调节。但是，果蔬汁中膳食纤维的含量比水果、蔬菜少得多。

通常市售的果蔬汁不是原汁，加入了饮用水和食品添加剂。按规定，果汁饮料中，原汁含量不得低于 10%，一些国家要求果汁饮料中原汁不低于 30%。

不同的果蔬汁，具有不同的营养价值和生理功能。例如，用橄榄（又称山榄、谏果、青果）制成的橄榄汁，含蛋白质 1.2%，脂肪 1.09%，碳水化物合 12%，钙 0.204%，磷 0.046%，铁 0.0014%，抗坏血酸 0.02%。橄榄汁常用作清凉缓和剂，能生津止渴，橄榄汁还能帮助醒酒。冬天干燥季节，喉头干燥，喝橄榄汁有助于缓解症状。

果蔬汁虽好，也不能经常过量饮用。国外有研究表明，果汁中的果糖会影响胰岛素分泌，刺激人体中荷尔蒙的分泌，可能导致腰部脂肪增长，增加罹患心脏病和糖尿病的风险。

食用蔬菜沙拉也是人们特别是年轻人喜欢的蔬菜食用方式。蔬菜沙拉通常用生菜、番茄、黄瓜、紫甘蓝、包菜、胡萝卜等作食材来制作，还可以加上苹果丝、菠萝片、核桃等水果或干果。把沙拉酱、少许色拉油、盐、柠檬汁、蜂蜜、酸奶混合，搅拌均匀，淋在蔬菜上就可以。蔬菜沙拉营养健康，制作方便。可以依据自己的喜好选择蔬菜品种、调味酱。蔬菜沙拉不用加热、烹调，可以最大限度地保持蔬菜中的各种营养。制作蔬菜沙拉，最好选用正规市场销售的蔬菜。有些含草酸较多的蔬菜要用开水焯过。患有慢性胃炎、肠道疾病的患者不宜食用，冠心病、肾病、感冒患者要慎重食用。

随着科技的发展，蔬菜加工技术也得到长足的进步。脱水蔬菜（又称复水菜）的出现和食用就是一个例子。脱水蔬菜是将新鲜蔬菜经洗涤、烘干等加工方法，使蔬菜中大部分水分脱去，制成干菜。脱水蔬菜体积小、重量轻、储存运输方便，食用时只要将其浸入清水中即可复原，原有的味道、颜色、营养价值都基本保持不变。

脱水蔬菜的生产，能有效地调节蔬菜生产淡旺季节。在"阿波罗计划"中，美国国家航空航天局（NASA）为宇航员在太空可以吃到蔬菜补充维生素，采用蔬菜冷冻脱水技术，几乎除去了食物中全部水分，并使其重量降低20％，同时保留食物98％的营养成分。鲜菜中所含的叶绿素和维生素仍能保存，让航天员吃上含有蔬菜的太空食品。

13

菠菜和豆腐能一起烹调食用吗

在日常生活中，人们对菠菜豆腐的烹调方法和营养价值存在争议。有人认为，富含钙和蛋白质的豆腐，加上富含钾、镁和维生素K的菠菜（图 13-1），是补钙健骨的绝配。钾和镁等是人体的必需元素，摄入充足的钾和镁，能帮助维持人体内酸碱平衡，减少钙从人体中的排出，对骨骼健康非常有益。菠菜中富含的维生素K还具有促进骨钙形成的强大功效。相反，也有人认为菠菜不可与豆腐一起烹饪或一起食用。因为菠菜

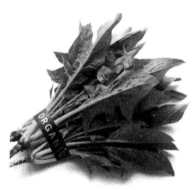

图 13-1　菠菜

中含有大量的草酸，豆腐中富含钙。菠菜与豆腐一起烹调食用，菠菜中的草酸会与豆腐中富含的钙结合成不溶性的草酸钙沉淀，影响钙的吸收。同时，菠菜中的草酸进入人体的血液中还会和血液中的钙离子形成草酸钙晶体，会在膀胱、肾脏等器官内长成结石。

草酸能与钙发生作用，是人们认为菠菜和豆腐不能一起烹调，多吃菠菜不利于健康的主要原因，这种看法正确吗？

13.1 草酸的性质

　　纯的草酸是一种组成比较简单的有机化合物。草酸化学式是 $H_2C_2O_4$，结构式是 HOOC—COOH。草酸晶体含有两个结晶水，化学式是 $H_2C_2O_4 \cdot 2H_2O$。草酸分子中含有羧基官能团（—COOH），化学名称乙二酸。草酸的酸性比醋酸（乙酸）强 10000 倍，是有机酸中的强酸。草酸在 100℃ 开始升华，125℃ 时迅速升华，157℃ 时大量升华，并开始分解。草酸易溶于水，在溶液中发生可逆电离，溶液中存在 $C_2O_4^{2-}$（草酸根离子）、H^+（氢离子）、$HC_2O_4^-$（草酸氢根离子）和草酸分子，在一定条件下，这些微粒处于平衡状态。草酸根离子能和钙离子、铁离子、镁离子等结合生成难溶性的草酸盐沉淀，它们在稀酸溶液中也不大会溶解，这些难溶性盐和溶液中的非常少量的草酸根离子、金属阳离子间也存在着平衡。

　　许多植物、动物和真菌体在新陈代谢过程中都会生成草酸。草本植物中，草酸多以钾盐或钙盐的形式存在，在不同的生命体中发挥不同的功能。植物体中的草酸、苹果酸等，可以使植物体内的 pH 值维持在相对稳定的范围内。当植物体中由于某种原因，H^+ 浓度升高时，草酸的酸根可以结合过多的 H^+；当 H^+ 浓度太低了，草酸又可以电离出 H^+，使植物体内的 H^+ 浓度（pH）保持相对稳定，使植物能正常生长。植物体内，草酸和钙离子可以相互配合，使植物体组织中钙离子的浓度维持一个正常值。科学家发现，大豆叶片中的钙离子浓度升高时，叶脉中就开始积累大量的草酸钙，防止大量的钙进入细胞，影响植物的光合作用；相反，在植物组织中钙离子浓度太低时，草酸钙又会分解释放出钙离子，满足植物的生长所需。植物还会利用带有结晶水的草酸钙使食用它的动物发生水肿，抵制食用它的动物，保护自己。人误食含草酸较多的植物（如海芋）也会引发水肿。草酸还能帮助植物免受有毒离子的侵害。比如，荞麦的根系受到铝离子伤害的时候，就会释放出大量的草酸，草酸与铝离子螯合，生成螯合物，减轻铝离子对植物的伤害。在植物体中，草酸与镉或钙离子能形成不溶性晶体，进入叶片上毛状体的顶端细胞，并随之脱落，可以免受这些离子的危害。例如，烟草能利用草酸排除体内的镉离子，可以避免受镉离子的毒害。

　　草酸不仅仅存在于生物体中，也是一种重要的化工产品，有非常广泛的用途。人们用化学方法制备草酸，作为化学试剂、化工原料。草酸有还原性，可以使酸性高锰酸钾（KMnO$_4$）溶液褪色，并将其中的锰酸根还原成2价锰离子。利用草酸的还原性，可以洗去溅在布条上的蓝黑墨水的墨迹。用温水把草酸配成溶液，可用它擦拭、清除钢铁器具表面的锈渍。草酸能把金属铝表面的氧化膜和表面金属溶解掉，所以不能用草酸溶液洗涤铝锅。

草酸对皮肤、黏膜有刺激及腐蚀作用，容易从皮肤、黏膜进入体内，引起中毒。使用草酸，要注意安全。

13.2　过量摄入草酸的危害

菠菜中含有的草酸主要以草酸钾形式存在。每100g菠菜中草酸含量最高可达600mg。烹饪过程，菠菜中草酸钾会溶解。豆腐中富含钙离子，因此人们担心，菠菜和豆腐一起烹调食用，菠菜中的草酸根能和豆腐中的钙离子结合生成不溶于水的草酸钙，影响钙的吸收、利用，还会在体内产生草酸钙结石。

但是，这种担心大可不必。因为，草酸根和钙离子结合生成草酸钙沉淀，需要两者达到一定的浓度。在草酸根离子浓度和钙离子浓度都很小的情况下（两种离子的物质的量浓度乘积小于草酸钙的溶度积），并不会生成草酸钙沉淀。菠菜和豆腐一起食用，即使有少量草酸钙沉淀形成，但对于富含钙的豆腐来说，所引起的钙的损失不大。据研究，菠菜中富含的钾、镁、维生素K，对钙的吸收利用有利。100g菠菜中含钾300~400mg，含镁58mg，在蔬菜中位列前茅。从量上分析，权衡利弊，可以说一同食用菠菜对豆腐等食物中钙的吸收利用影响并不大。

不少食物中含有草酸。例如，芭蕉中含有游离的草酸，菠菜、苋菜、甜菜、马齿苋、芋头、甘薯和大黄等植物中草酸含量高。服用过量维生素C，在体内也会转化为草酸。茶中也含有草酸。若一次性食用含草酸的食物过多，草酸在人体中发生的一些反应会影响健康，这确实需要我们注意。草酸在人体内不容易被氧化分解，过量食用含草酸的食物，可能影响人体内酸碱平衡。过多地摄入草酸，草酸根离子进入血液，浓度较大时，能和血液中的钙离子结成难溶于水和稀酸溶液的草酸钙沉淀。在代谢

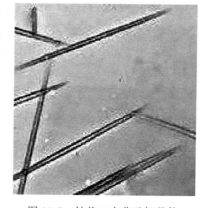

图13-2　针状二水草酸钙晶体

不良的情况下，可能会在膀胱、肾脏等器官内长成结石。草酸还能和铁、镁、锌离子结合生成难溶解的沉淀，排出体外，会影响这些无机盐的吸收和利用，可能阻碍儿童生长发育。例如，可能导致骨骼、牙齿发育不良，影响智力。这些难溶性针状结晶（图 13-2）通过尿液排出时，有可能引起排尿的疼痛。据研究，体内草酸过多还与甲状腺疾病、囊肿性纤维化、哮喘和自闭症等疾病存在关联。身体组织中过多的草酸会大量消耗谷胱甘肽，而后者能在体内帮助代谢有毒化学物质。避免一次性过多地食用草酸含量高的食物，是有道理的。

草酸进入人体，还会刺激肠道引起腹泻。一种称为大黄的植物体内，含有较多的草酸。用大黄的根作为治疗便秘的药材，流行了很长时间。但是，过量食用大黄，摄入草酸过多，会造成中毒。第一次世界大战期间，有人把大黄叶当作蔬菜吃（大黄叶中草酸的含量远远超出可食用的范围），发生过草酸中毒身亡的事故。这可能是进入人体血液中的大量草酸和血液中的钙离子结合成沉淀，降低了血液中钙离子浓度。当血液中的钙离子浓度降低到临界水平，就会发生中毒，严重的可以致死。

人体能够耐受一定量的草酸。据研究，人的血液中也含有草酸，含量大的可达 25mg/100g。一般的人，每天通过不同渠道摄入的草酸，大约只有 150mg，这些草酸对人体的毒害完全可以忽略。据研究，若以对大鼠的影响来计量，每千克体重的草酸致死量约为 375mg，换算至一个 65kg 的人，大约是 25g。这是一般人每天摄入量的 167 倍。以人口服的最低致死剂量（约为 600mg/kg）计算，相当于 65kg 体重的人，口服了 39g 的草酸，是一般人摄入量的 260 倍。因此，在一般情况下，因从蔬菜等食品中摄入过量草酸引起中毒的情况极少出现。

13.3　含草酸食物的科学食用

有些人认为绿叶蔬菜都和菠菜类似，草酸含量高。一些肾结石患者食用的所有蔬菜都要用沸水焯，以溶解除去草酸。草酸确实是蔬菜中普遍存在的成分，除了蔬菜外，很多植物性食品都含有草酸，但是含量差异很大，相差可达百倍。也不是所有蔬菜中草酸含量都和菠菜一样高。一般来说，藜科、伞形科和苋科的蔬菜，含草酸相对多一点。番薯、豆类、芹菜、菠菜、茄子、甜菜、苋菜、马齿苋、芋头、大黄等含较多草酸盐。美国农业部测定，菠菜的草酸含量是 0.97％，苋菜是 1.09％，而在餐馆里用来装饰盘子的欧芹则高达 1.70％。野菜大部分草酸含量较高，比如马齿苋，含量达 1.31％。从测定数值看，含草酸最多的植物，含量一般不超过 2％。苹果、杏子、李子、芒果、樱桃、菠萝、柑橘等水果中，也含有少量的草酸。蓝莓、黑莓和猕猴桃中的含量略多一些。如果水果有点涩味，除了多酚类物质外，草酸很可能也是一个原因。

一些人认为，不吃含草酸多的食物，就不会有过多的草酸进入肾脏。其实，草酸是人体的正常代谢物质。人体本身在代谢过程也会生成少量草酸。甘氨酸、羟乙酸、羟脯氨酸、维生素 C 等物质，在体内代谢之后都可能转变为草酸。在维生素 B_6 摄入不足的情况下，人体无法将草酸前体（即可能转化生成草酸的物质）代谢为其他物质，尿中草酸含量增加的风险会更大。因为维生素 B_6 可以帮助乙醛酸代谢为甘氨酸，避免它形成草酸。

人体内草酸含量的大小不仅取决于食物摄入量，还与肠内细菌、肠壁分解草酸的能力、肾功能和体内合成草酸的能力有关。只有在草酸摄入过量或对草酸过敏、体内代谢存在某些问题的情况下，才会引起肾结石、发炎、疼痛，以及黏膜刺激等问题。发生因草酸形成结石的疾病，如果只靠低草酸饮食，也只能解决一部分问题。

为了防止食用含草酸高的蔬菜摄入过多的草酸，可以把它在沸水中焯 1min 后捞出。用沸水焯菠菜，易溶于水的草酸钾可以析出，可除去 80％ 以上的草酸。而菠菜中含有的维生素 K 耐高温，也不溶于水，不会损失。炒含草酸较多的绿色蔬菜时，草酸和菜中的镁离子结合，会使炒出来的蔬菜发黄，炒菜时打开锅盖，让草酸能及时挥发出去，有利于保持蔬菜的色泽。

对肾结石和其他慢性疾病患者，摄入草酸的量最好控制在每天 40～60mg 之间。可以多食用含草酸少的食物，例如南瓜、白菜、萝卜、红辣椒、菜花、生菜和豆芽等。肉、乳制品和蛋，也都是低草酸食物。

要全面看待、分析菠菜等食物中草酸对健康的影响。从摄入量、结合食物的烹调方法，全面分析食物中各种物质对人体健康的影响，权衡利弊，综合分析、判断是非常重要的。人体是极为复杂的系统，人体中的各种生化反应与实验室条件下的化学反应，不能等同。需要从反应体系的环境、相互作用的物质的量的多少、各种变化间的影响综合辨证地分析。

14
食用味精有害健康吗

社会上关于食用味精对健康是否有害的议论很多。一些人认为味精是化工合成产品，有害健康甚至会引起各种疾病，甚至有传言说一些国家已经立法禁用。更多人认为，味精是以粮食为原料经发酵提纯得到的，是一种氨基酸的钠盐（谷氨酸钠）结晶，能增加食品的鲜味，是一种安全的食品添加剂，能增进食欲，增加食品风味，可以放心食用。

14.1 味精是有益的食品添加剂

味精可以补充或增强食品原有的风味，是增味剂（鲜味剂），属于食品添加剂（图 14-1）。增味剂有的是有机酸或它的钠盐，有的是核苷酸，还有的是从天然物质中提取的。

味精是最早发现、使用最普遍的增味剂。味精的主要成分谷氨酸钠是采用面筋或淀粉用微生物发酵的方法制成的。市售的味精通常都加有一些食盐。谷氨酸钠作为一种食品添加剂，没有规定使用范围和最大使用量，可以按食品加工、烹调的需要适量添加。

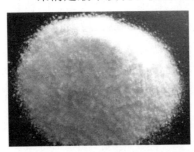

图 14-1 味精

味精发现于 1861 年。1861 年，德国的一位教授从小麦的面筋中，第一次提取出味精的组成成分谷氨酸。1908 年，日本池田菊苗教授采用水提取和结晶的方法，从海带中分离出谷氨酸，制成调味品谷氨酸钠，申请了专利并将其命名为"味之素"。日本的"味之素"传入我国后，化学工程师吴蕴进行研究，发明了用小麦麸皮（面筋）通过水解生产谷氨酸钠的方法，并称其为"味精"。这种方法耗用粮食多，有废气、废水排放，生产设备腐蚀严重。1956年，日本一家发酵公司发现了短杆菌，用糖、水分和尿素等配制的培养液，在高温蒸汽杀灭杂菌后，培育纯种短杆菌。利用短杆菌把糖和尿素转变为谷氨酸，中和后得到谷氨酸钠。此后，许多公司、研究所致力于开发耗糖少、产酸多而稳定的菌种。以面筋或大豆粕为原料，通过酸水解生产味精的方法，逐渐流行。这种方法成本还是比较高，操作劳动强度大、对设备要求高。1965年后，我国开始用粮食（玉米淀粉、大米、小麦淀粉、甘薯淀粉）为原料，通过微生物发酵制造谷氨酸钠，经结晶沉淀、离子交换等方法提取出谷氨酸钠，再经脱色、脱铁、蒸发、结晶等工序制成谷氨酸钠结晶。

谷氨酸是一种天然存在的氨基酸，是蛋白质水解的产物。谷氨酸钠易溶于水，有很明显的鲜味，受热到232℃熔化、分解。在100℃以上，加热半小时，有0.3%的谷氨酸钠生成焦谷氨酸钠，焦谷氨酸钠对人体无害，生成的这些焦谷氨酸钠对人体影响甚微，但鲜味消失。谷氨酸钠在水溶液中电离为自由的钠离子和谷氨酸根离子。谷氨酸钠在强碱溶液中，能生成谷氨酸二钠，鲜味消失。

据研究，味精可以增进人们的食欲，提高人体对其他各种食物的吸收能力，对人体有一定的滋补作用。谷氨酸钠还能与血氨结合，形成对机体无害的谷氨酰胺，解除组织代谢过程中所产生的氨的毒性作用。谷氨酸钠能参与脑蛋白质代谢和糖代谢，促进氧化过程，对中枢神经系统的正常活动有益。有报道指出，谷氨酸钠具有治疗慢性肝炎、肝昏迷、神经衰弱、癫痫病、胃酸缺乏等病症的作用。许多专家都指出，到目前为止，各种研究都证明，味精是安全的食品添加剂。

当然，食物无害不等于可以过量食用。即使是水，不考虑身体条件、在不适当的时机过量饮水也会危害健康。谷氨酸钠中含有钠元素，味精中还添加了食盐，过量摄入，会导致高血压等心脑血管疾病。我国居民膳食指南提倡每人每日食盐摄入量应少于6g，但是实际摄入量普遍达到10g左右。欧盟食品安全局认为，根据动物长期试验，谷氨酸钠摄入的最大剂量是3.2g/kg体重。超量摄入可能给人带来的不良反应有头疼、血压升高、胰岛素水平增加等。欧盟食品安全局制定的安全摄入量是30mg/kg体重。一个体重60kg

的成年人每天摄入上限是 1.8g。联合国粮农组织及食品添加剂专家委员会规定，每天允许摄取量为 120mg/kg 体重，即体重 50kg 的人每天允许食用 6g。

青少年尤其喜爱吃的午餐肉、火腿肠、调理牛排等肉制品，辣条等重口味零食中都含有味精。常吃这些食品，加上日常烹调使用的食盐和味精，钠离子的摄入量明显偏高，应引起注意。有些专家在调查中发现，中国成年居民味精消费与超重有一定的关系。饮食应该以清淡为宜，要像控制食盐一样，控制味精摄入量。

味精使用时应掌握好用量，如投放量过多，会使菜肴产生苦涩的怪味。高汤烹制的菜肴，不必使用味精。因为高汤本身已具有鲜、香、清的特点，使用味精，会将本味掩盖，菜肴口味变得不伦不类。酸味重的菜肴，如糖醋、醋熘菜等，不宜使用味精。因为味精在酸性环境中也不易溶解，酸性越大溶解度越低，鲜味的效果越差。在含碱性原料的菜肴中也不宜使用味精。投放味精的最适温度是 70～80℃，此时投放鲜味最浓。要在菜快炒好时加入，防止味精分解为焦谷氨酸钠，失去鲜味。急火快炒、炸制食品不宜使用味精。

市售的强力味精中还含 5′-肌苷酸二钠、5′-鸟苷酸二钠。5′-肌苷酸二钠有特殊的类似鱼肉的鲜味，5′-鸟苷酸二钠有类似香菇的鲜味。此外，氨基乙酸（甘氨酸）、L-丙氨酸、琥珀酸二钠，也都可以用作增味剂，它们都是有机酸的钠盐。

14.2　认识复合调味料

除了味精外，市售的还有多种增味剂和复合调味料，例如呈味核苷酸二钠、鸡精、牛肉精粉、羊肉膏（精）等。

呈味核苷酸二钠是用 5′-肌苷酸二钠、5′-鸟苷酸二钠按 1∶1 配制的。可以用化学合成法以酵母中的核苷为原料制得肌苷酸、鸟苷酸，再水解、分离得到。也可以用发酵法，以玉米浆等含有天然生物素的物质作培养基，用枯草杆菌、谷氨酸产生菌、产氨短杆菌发酵制得。它和味精配合使用（添加量为味精的 2%～5%），可以大大增加菜肴的鲜味度。

品质优良的鸡精（图 14-2），是以新鲜鸡肉、鸡骨、鲜鸡蛋为基料，通过蒸煮、减压、提汁后，配以盐、糖、味精（谷氨酸钠）、香辛料、肌苷酸、鸟苷酸等物质混合而成的具有鸡的鲜味、香味的复合调味品。鸡精所含的营养成分较多，主要有鸡肉香精、5′-肌苷酸二钠、5′-鸟苷酸二钠、味精、鸡肉水解生成物等。它既含有天然营养成分，也含有人工制造的化学物质。鸡精具有炖煮鸡汤的特征香气，有强力的增香作用。以纯味精的鲜度为 100 作为标准，鸡精的鲜度可以突破 100，达到 150 以上。由于鸡精含有核苷酸，而核苷酸的代谢产物是尿酸，所以痛风患者应尽量少食用。

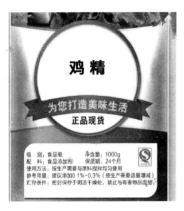

图 14-2　鸡精

真正的牛肉精粉（膏）是以新鲜牛肉、牛骨、牛脂肪为主要原料，经过酶解、熬制，再加入呈味核苷酸、盐等配合而成，有浓郁的牛肉味。适量食用对人体健康是无害的，已广泛应用于汤料、风味饼干、膨化食品、方便面调料等。使用时，可按需要适量添加，一般建议用量为 0.2%～0.5%。按规定使用牛肉精粉、羊肉膏作为烹调的增味剂，可增加牛、羊肉的口感，不会危害健康。

还有一些肉类香精产品，是利用"美拉德反应"制成的。美拉德反应是一种普遍的食品非酶褐变的现象，是法国化学家 L. C. Maillard 在 1912 年提出的。美拉德反应是还原糖类化合物和氨基酸、蛋白质间的反应，反应经过非常复杂的历程，中间产物众多，最终生成棕色甚至是黑色的结构十分复杂的大分子物质（称为类黑精或拟黑素）。美拉德反应可以使食品颜色加深并赋予食品一定的风味。比如面包外皮的金黄色、红烧肉的褐色及浓郁的香味，很大程度上都是美拉德反应的结果。又如，亮氨酸与葡萄糖在高温下反应，能够产生令人愉悦的面包香。因此，该反应可应用于食品香精生产，尤其在肉类香精及烟草香精的制造中。所形成的香精具天然肉类香精的逼真效果。氨基酸与糖类在一定的条件下反应，可以改变肉品原有的颜色和味道，或产生具有猪肉、羊肉等肉类的味道。美拉德反应中产生的褐变色素对油脂类自动氧化表现出抗氧化性。但是，美拉德反应发生后，氨基酸与糖结合造成了营养成分的损失，蛋白质与糖结合，结合产物不易被酶利用，营养成分不被消化，还可能有有毒物质产生。严格依照国家相关规定生产的这类香精类制品，是允许销售的，适量食用对人体不会构成损害。

蘑菇精也是常见的增味剂，它可以替代味精、香精。蘑菇精的主要成分是盐、味精、白砂糖、小麦淀粉，其中还含有植物油、胡椒粉、香菇粉，同时添加了谷氨酸钠、呈味核苷酸二钠、琥珀酸二钠、柠檬酸等食品添加剂，以及少量二氧化硅。使用蘑菇精不影响菜肴原有的口味。

一些不法商家，用具有牛肉、羊肉香味的香精，把猪肉加工成假牛肉，鸡肉加工成假羊肉。为了增强牛肉味、羊肉味，并长时间保持肉味，往往超量使用牛肉精粉、羊肉膏。更有一些商家出售的伪劣牛肉精粉、羊肉膏（精）是用多种添加剂配成的，食用多了有害健康。按照我国食品标签法规的相关规定，含有动物肉类的产品，应明确标明具体的肉类成分，如鸡肉、羊肉等，不能用"鲜肉类""含有氨基酸"等的笼统说法。大众购买时也要注意查看、甄别。例如，真正的牛肉，纤维较粗、肉质紧凑、口感较老；而用猪肉添加了牛肉精粉加工成的假牛肉，有牛肉的香味，但纤维细短、肉质松散、口感比较嫩。购买肉制品，最好到正规商场购买。

14.3　警惕食用鱼露的健康风险

鱼露是我国南方一些沿海地区常见的调味品。它是用小鱼虾或低值水产品加工的下脚料为原料，经腌渍、发酵、熬炼后得到。在酿造过程中，原料中的蛋白质、脂肪等在蛋白酶、多种微生物的共同参与下，发酵分解。制成的汁液呈琥珀色，兼具鲜味和咸味，味道极为鲜美。鱼露中含有多种必需氨基酸和牛磺酸，还含有钙、碘等多种矿物质和维生素。

鱼虾发酵酿制鱼露的过程中，为了缩短发酵周期，提高发酵效率，防止腐败微生物的繁殖，采用了低盐和高温的结合酿造工艺，为蛋白酶作用提供了最适条件。低盐可以增强蛋白酶的作用，高温可以抑制微生物的繁殖，驱除发酵液中的臭味，提高鱼露质量。酿制过程还加入了适量的富含蛋白酶的活鱼内脏，有时还加入一些酿造酱油所用的米曲霉或酿造清酒所用的曲种等。利用它们所分泌的蛋白酶、脂肪酶、淀粉酶将原料中的蛋白质、脂肪、碳水化合物充分分解。

据流行病学研究发现，喜爱食用鱼露的地区，食管癌和胃癌等消化道癌症也比较多发，长期大量食用鱼露与胃癌之间存在显著的相关性。实验研究也发现鱼露中含有致癌物质。因此，鱼露虽然味美，营养丰富，也不能长期多吃。南方气候温暖潮湿，在发酵酿制鱼露的过程中，容易滋生白地霉、串珠镰孢霉、黄曲霉等多种真菌，这些真菌可导致食管癌、胃癌的发生；鱼露在酿制过程还会产生硝酸盐、亚硝酸盐，这些物质被人体吸收，会使食管和胃的上皮组织发生变性，可能导致癌变。此外，鱼露中含食盐较多，多吃也不利于健康。因此虽然鱼露味道鲜美，却不宜长期多吃。

15

你喜欢干果和坚果吗

核桃、板栗、松仁、花生、瓜子、杏仁、霹雳果、腰果、白果、开心果、榧子、巴旦木、夏威夷果等干果（图 15-1），是人们喜欢的零食，更是许多女士喜爱的休闲食品。干果、坚果有哪些品种，有什么食用价值？

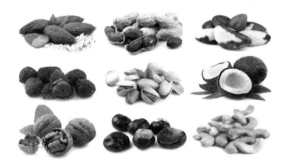

图 15-1　常见的几种干果

15.1　干果的品种和营养价值

植物开花结果生成的果实或种子在完全成熟后，有的含水分多，如苹果、李子，称为肉果；有的成熟后果皮干燥，含水分少，如核桃、花生、桂圆、莲子，称为干果。这里所说的干果不是指果品脱水干燥的干制品（如葡萄干、桂圆干、李干）。

干果的品种非常多，形态各异。干果的外层有一层干的外壳，包裹着植物的种子。有的干果成熟后，外壳能自己开裂，果壳里含有若干个种子，称为裂果。有的成熟后果壳不开裂，称为闭果，如栗子、榛子、向日葵。多数闭果，果壳里只有一个种子。有的干果果壳坚硬，如栗子、核桃，称为坚果。有的坚果果壳非常坚硬（如夏威夷果），没有专用工具很难打开。有的干果果壳薄也不硬，如葵花子。

干果类食物含有大量的不饱和脂肪酸、有益于脑神经细胞的氨基酸、维生素 B_1、维生素 B_2、维生素 B_6、维生素 E 及钙、磷、铁、锌。富含单不饱和脂肪酸的干果对高脂血症患者的血脂和载脂蛋白水平有良好的调节作用。干果中的许多营养物质有助于改善血糖和胰岛素的平衡，常常食用能降低2 型糖尿病的发生危险。除了栗子、白果之外，干果中所含的淀粉很少，膳食纤维却比较高。干果中的某些成分具有抗心律失常的作用，与很少或从不食用的人相比，常食用的人发生心源性猝死和因冠心病死亡的风险均较低。一些干果具有较强的清除体内自由基的能力，能防止自由基与人体内的细胞组织、DNA 发生作用。多数坚果的嘌呤含量低于黄豆和大部分豆类，痛风患者也可以适量食用。多吃坚果等较硬的食品，提高咀嚼强度，可以增强面部肌力，提高睫状肌的调节功能，因而有助于提高视力。

不同的干果，含有的营养成分不同，有的干果含有某些具有独特营养功能的化学成分。如杏仁中含有一种天然抗癌物质，能选择性破坏癌细胞的增长。苦杏仁有小毒，能治咳嗽气喘。甜杏仁有益于降低胆固醇。板栗富含柔软的膳食纤维，血糖指数比米饭低，糖尿病人也可适量食用。松仁的脂肪成分是油酸和亚麻酸，具有降血压、防止动脉硬化、防止因胆固醇升高而引起心血管疾病的作用。葵花子含有 β-胡萝卜素，可防止人体皮肤下层的细胞坏死，可使头发变得柔软秀丽。葵花子还含有维生素 B_8（一种水溶性 B 族维生素，又叫做生物素），在保障人体能量的产生上有十分重要的作用，对治疗忧郁症、神经衰弱也有一定功效。临床使用南瓜子仁治疗血吸虫病，具有一定疗效。大杏仁、小杏仁、榛子中膳食纤维含量很高，能增强饱腹感，有助于控制饮食。

由于干果油脂含量高，过多食用，会使摄入的热量过多，高脂血症、冠心病、动脉硬化、糖尿病等患者更不宜多吃。要避免过量食用含有大量糖分和食品添加剂的深度加工的干果食品（如琥珀桃仁等）。在食用干果过多时，要减少饭量和膳食中的用油量。

有些人对干果过敏，要依据自己的体质选择食用。

15.2 你了解哪些干果

干果的种类很多，不同的干果含有不同的营养成分，有不同的风味。

15.2.1 在世界上享有盛誉的干果

核桃、腰果、榛子、杏仁并称为世界著名的"四大干果"。

核桃（图15-2）味美，营养价值很高，是深受老百姓喜爱的坚果类食品之一，有"万岁子""长寿果""养生之宝"的美誉。每100g核桃中，含脂肪50～64g，其中64.5%～69.9%为亚油酸甘油酯，12%为亚麻酸甘油酯，是富含不饱和脂肪酸的食品。核桃中的不饱和脂肪酸，有防治动脉硬化的功效。核桃中含有大量ω-3和ω-6脂肪酸，

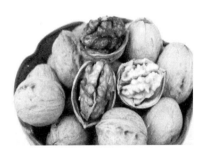

图15-2　核桃

有利于减少血液中胆固醇的含量，并降低罹患心血管疾病的风险。ω-3脂肪酸，还可以减少罹患抑郁症、注意力缺失多动症（ADHD）、癌症和老年痴呆症等的概率。100g核桃中含蛋白质15～20g，其中可溶性蛋白的组成以谷氨酸为主，其次为精氨酸和天冬氨酸。核桃中含有丰富的必需氨基酸，其含量为总氨基酸的47.50%。100g核桃中含糖类10g，还含有钙、磷、铁、胡萝卜素、核黄素（维生素B_2）、维生素B_6、维生素E、胡桃叶醌、磷脂、鞣质等营养物质。

在国外，核桃被称为"大力士食品"，有研究认为，500g核桃仁相当于2500g鸡蛋或4500g牛奶的营养价值。核桃中的核桃油具有降低血液静压的作用，有益于身体应对外界压力。核桃中含有的精氨酸、油酸、抗氧化物质等对保护心血管，预防冠心病、老年痴呆等有益。核桃中抗氧化物质的含量，比柑橘、菠菜高出20倍，比胡萝卜高500倍，比西红柿高60倍。核桃仁中富含铜、镁、钾，还含有非常丰富的锌、锰、铬等人体不可缺少的微量元素。人体内这些微量元素会随着衰老过程逐渐减少，每周最好吃两三次核桃，可以补充微量元素的不足。

核桃仁的外形就像一个微型的大脑，其褶皱就像大脑皮层。中国人有

"以形补形"的传统，于是吃核桃能补脑的说法就流传了开来。核桃中 ω-3 脂肪酸含量较丰富，对大脑确有好处，含有的磷脂对脑神经有保健作用，所含的神经递质也有助于脑功能开发。但是依据核桃外形推断核桃有健脑功能的说法并没有科学依据。

核桃可以生食、炒食，也可以榨油，配制糕点、糖果等。核桃的故乡是亚洲西部的伊朗，汉代张骞出使西域后将其带回中国。中国是世界上核桃的起源中心之一、世界核桃生产第一大国，拥有最大的种植面积和产量，出口量也仅次于美国，居世界第二。

核桃含有较多脂肪，多食会影响消化，引起腹泻，不宜一次吃得太多。痰火喘咳、阴虚火旺、便溏腹泻的病人不宜食。核桃仁外有一层薄薄的皮，使其食用起来有一些涩味，很多人不喜欢核桃的涩味，喜欢食用脱脂、磨成粉的核桃粉，其实这不利于全面吸收核桃的营养。食用核桃，不宜剥掉核桃仁表面的褐色薄皮。核桃中的 ω-3 和 ω-6 脂肪酸以及多种抗氧化物质，都在核桃的油脂中。核桃提取油脂后，再磨成粉状，容易把其本来含有的抗氧化物质破坏了。我国有不少容易剥开硬壳的核桃品种（如纸皮核桃），购买新鲜的核桃，自己剥壳生吃最好。

腰果又名鸡腰果、介寿果（图 15-3）。市场销售的腰果是腰果树真果的种仁，呈肾形，颜色呈青灰色或黄褐色，果仁外有坚硬的外壳。腰果树的真果着生在肉质的假果顶端。假果有陀螺形、扁菱形和卵圆形，有鲜红色、橙色和黄绿色。腰果的营养成分十分丰富，甘甜、清脆、可口，是不少人喜爱的食品。它含脂肪高达 47％，含蛋白质 21.2％、碳水化合物 22.3％，还含有维生素 A、维生素 B_1、维生素 B_2 和锰、铬、镁、硒等，具有抗氧化、防衰老、抗肿瘤和抗心血管疾病的作用。腰果所含的蛋白质是一般谷物的两倍之多，并且所含氨基酸的种类与谷物中氨基酸的种类可以互补。腰果所含的脂肪多为不饱和脂肪酸，其中油酸占总脂肪酸的 67.4％，亚油酸占 19.8％，是高血脂、冠心病患者的食疗佳果。腰果可以作为零食，在滚油中捞过即可食用。腰果也可以用于烹调做菜，如腰果鸡丁、腰果虾仁、凉拌腰果芹菜腐竹、腰果炒扇贝等。腰果含有多种过敏原，对于过敏体质的人来说，食用可能发生过敏反应。市场销售的一些腰果色泽白皙，可能是经过漂白的，不宜选购食用。

腰果外壳富含油脂，含油率达 11％，但是有毒性。使用腰果油可通过聚合方法生产合成橡胶。用腰果油油漆的家具可以耐高温。据报道，美国的航天飞机就是以经过科学处理的腰果油作为机身保护层涂料的。

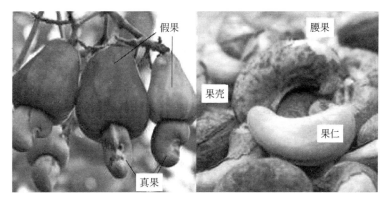

图 15-3　腰果

榛子［图 15-4（a）］被称为"坚果之王"，榛子被食用的历史在坚果中最悠久，营养价值也最高。榛子果仁中除含有蛋白质、脂肪、糖类外，胡萝卜素、维生素 B_1、维生素 B_2、维生素 E 的含量也相当丰富。其维生素 E 含量很高，能有效地延缓衰老、防治血管硬化、润泽肌肤。

白果又称银杏果、长寿果、公孙树子，是银杏的果实［图 15-4（b）］。白果含有多种营养成分，每 100g 白果中含蛋白质 6.4g，脂肪 2.4g，碳水化合物 36g，粗纤维 1.2g，蔗糖 5.2g，还原性糖 1.1g，还含有维生素 C、核黄素、胡萝卜素，以及钙、磷、铁、钾、镁等。此外，白果还含有银杏酸、白果酚、五碳多糖、脂固醇等成分。白果中的天然成分黄酮苷和苦内脂对脑血栓、高血压、高血脂、冠心病、动脉硬化、脑功能减退等疾病有预防和治疗作用。中医认为白果具有治咳喘、止带浊、缩小便、平皱皱、保护血管、增加血流量等食疗作用和医用效果。现代医学研究认为，银杏还有助于通畅血管、改善大脑功能、延缓大脑衰老、增强记忆能力、改善脑供血不足等。白果既是食品又是药品，是营养丰富的高级滋补品，具有很高的食用、药用

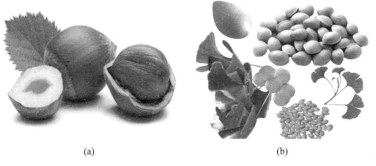

(a)　　　　　　　　　　　(b)

图 15-4　榛子（a）与白果（b）

和保健价值，是老幼皆宜的保健食品和款待宾客的美味佳肴。历史上曾是皇家贡品。

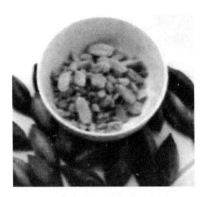

图 15-5　霹雳果

霹雳果（图 15-5）是菲律宾最重要的坚果之一。霹雳果口感柔滑，松脆美味，受美国、加拿大、英国、日本、澳大利亚以及东南亚各国人民的广泛喜爱，在国外被称为"人参果"。霹雳果每个果实长为 4～7cm，直径为 2～4cm，质量为 16～46g。成熟果实呈紫黑色，有比较厚的纤维状中果皮与坚硬的内果皮。

霹雳果含有包括人体必需的 8 种氨基酸在内的 17 种氨基酸，富含锰、钙、磷、钾、镁等矿物质，以及维生素、胡萝卜素、蛋白质等多种成分。不饱和脂肪主要为油酸甘油酯（占 44.4%～59.6%）和棕榈酸甘油酯（占 32.6%～38.2%）。

食品研究专家认为，霹雳果具有改善记忆力、调节血脂、延缓机体衰老和美容养颜的作用。霹雳果中的单不饱和脂肪酸容易被人体吸收消化，有益健康。单不饱和脂肪酸还可以有效降低血清总胆红素（TB）、直接胆红素（DB）、谷丙转氨酶（GPT）和谷草转氨酶（GOT）的水平；能增强心肌细胞线粒体内琥珀酸脱氢酶（SDH）的活性；在一定程度上保持心肌细胞线粒体膜、核膜和肌丝结构的完整性。它能降低血压、调节并控制血糖水平、改善糖尿病患者的脂质代谢功能，尤其降低餐后血糖水平的作用更加明显。医学界认为，在临床上它比标准配方的营养制剂更适合糖尿病患者的营养需求，是糖尿病患者最佳的脂肪补充来源。霹雳果的脂肪含有优良的植物性脂肪酸，可促进肠道蠕动，润肠通便，消除慢性便秘。霹雳果中所含的丰富油酸能促进人体对钙、磷、锌和其他矿物质的吸收，防止钙元素流失，提高骨质密度。霹雳果中含有大量的镁元素，对心脏具有良好的保健作用。

15.2.2　我国常见的干果

花生、板栗、大杏仁等是我国常见、营养价值也很高的干果。

花生（图 15-6）产量丰富、食用广泛。花生果仁含有蛋白质、脂肪、糖类、维生素 A、维生素 B_6、维生素 E、维生素 K，以及矿物质钙、磷、铁等营养成分，含有 8 种人体所需的氨基酸及不饱和脂肪酸，含卵磷脂、胆碱、胡萝卜素、粗纤维等物质。花生的脂肪含量高，蛋白质含量为 24%～36%，含糖量为 20% 左右。花生有促进人脑细胞发育，增强记忆的作用。从花生果仁可以提取一种气味芳香的食用油——花生油。

花生果仁中有多种有益于人体健康的营养物质。例如：①含有的儿茶素、赖氨酸有抗老化作用；②含有使凝血时间缩短的物质，能溶解抗纤维蛋白，有促进骨髓制造血小板的功能，对多种出血性疾病有治疗作用；③钙含量极高，多食花生，可以促进儿童骨骼发育，防止老年人骨骼退行性病变发生；④含有的卵磷脂和脑磷脂，是神经系统所需要的重要物质，能延缓脑功能衰退，抑制血小板凝集，防止脑血栓形成；⑤花生油中含有的亚油酸，可使人体内胆固醇分解为胆汁酸排出体外，避免胆固醇在体内沉积；⑥锌元素含量高于其他油料作物，有益于儿童大脑发育，增强记忆，延缓人体过早衰老；⑦花生和花生油中含有白藜芦醇，是肿瘤疾病的天然化学预防剂，能抑制血小板聚集，预防和治疗动脉粥样硬化、心脑血管疾病。

板栗（图 15-7）营养丰富，含糖、淀粉达 70.1%，含蛋白质 7%。此外，还含有脂肪、钙、磷、多种维生素和微量元素。维生素 C、维生素 B_1 和胡萝卜素的含量较一般干果都高。被喻为"药王"的唐代医药学家孙思邈，在他的著作《千金方·食治》中介绍栗子时写道："生食之，甚治腰脚不遂。"说明"生吃"栗子可以调理腰腿病。唐宋八大家之一的苏辙，写了一首诗，叙说了按照流传的药方，用细细咀嚼新鲜栗子的方法医治腰腿病的故事："老去自添腰脚病，山翁服栗旧传方，客来为说晨兴晚，三咽徐收白玉浆。"

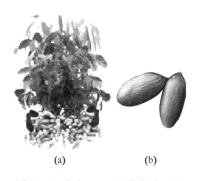

(a)　　　(b)

图 15-6　花生（a）和花生果（b）

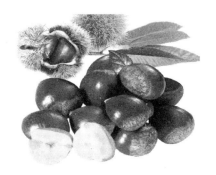

图 15-7　板栗

大杏仁是维吾尔族人民传统的健身滋补品，带壳的称为巴旦木。大杏仁是巴旦杏的果仁。巴旦杏果小、呈扁圆形，果肉干涩、无汁，不能吃。而大杏仁营养价值很高，据相关报道其营养价值比同重量牛肉高 6 倍。果仁内含植物油 55%～61%，蛋白质 28%，淀粉、糖 10%～11%，并含有少量维生素 A、维生素 B_1、维生素 B_2 和消化酶、杏仁素酶、钙、镁、钠、钾，同时含有铁、钴等 18 种微量元素。

16

谈喝茶与品茶

　　如今，喝茶是许多中国人的生活习惯。随着人们健康消费观念的普及，茶正在被越来越多的人接受、喜爱。茶已成为社会生活中不可缺少的健康饮品和精神饮品，被誉为"世界三大饮料之一"，甚至被称为"安全兴奋剂""美容饮料"（图 16-1）。

　　用于泡茶的茶叶是茶树的叶子和芽。茶叶源于中国，中国是茶叶的故乡，人工种植茶叶已有 6000 多年的历史。唐代陆羽的《茶经》是第一部论述茶的著作。目前，中国有二十个以上的产茶省，有八千万以上的茶农，是名副其实的产茶大国。

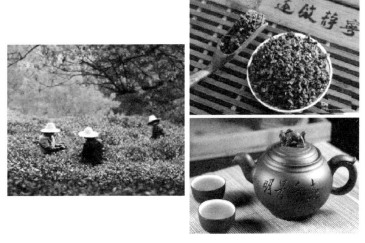

图 16-1　茶叶和茶水

16.1 品种多样的茶叶

中国名茶有数百种之多。我国的传统名茶就有西湖龙井、庐山云雾、洞庭碧螺春、黄山毛峰、云南普洱、武夷岩茶、安溪铁观音、松萝茶、蒙洱茶、太平猴魁、恩施玉露、信阳毛尖、六安瓜片、苍梧六堡茶、政和白毫银针、桂平西山茶、白牡丹、祁门红茶，等等。

用茶树的芽和叶（原茶）制成茶叶，要经过炒熬、发酵、搓揉、烘焙等工艺过程。茶叶制造过程的工艺条件不同，发生的变化不同。有的茶不经过发酵；经过发酵过程的，发酵程度也不同。例如，制绿茶不经过发酵，制红茶，要经过比较深度的发酵（全发酵）。制茶工艺条件影响发酵过程中各成分发生的化学变化（包括变化速率、变化途径）。在深度发酵过程中有不同程度的下列变化发生：茶多酚氧化、聚合、缩合，形成茶黄素、茶红素和茶褐素；在酶的作用下，原茶中含有的儿茶素等多酚类物质在水、热、酸性环境下发生氧化还原反应；茶叶中的醇类发生氧化；蛋白质、氨基酸、类胡萝卜素发生降解；高级脂肪酸发生转化；羟基酸脱水、芳香物质异构化。变化过程中生成少量醇、醛、酮等物质；单糖减少，双糖和多糖先增加后减少；水溶性果胶急剧减少，原果胶有所增加；蛋白质会与儿茶素氧化产物结合而沉积于叶底；氨基酸与氧化了的儿茶素结合或转化成香气成分；叶绿素脱镁形成脱镁叶绿素。这些变化形成了茶特有的香气、颜色和风味。

依据茶叶的采制季节可将茶分为春茶、夏茶、秋茶、冬茶。依据品种、制作方式以及产品外形可将茶分成绿茶、黄茶、白茶、青茶、红茶、黑茶六大茶类。

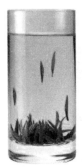

图 16-2　绿茶

（1）**绿茶**（图 16-2）　不发酵的茶。将新鲜的茶叶炒熬，或用蒸汽蒸煮干燥或在锅中炒青，破坏其中酵素，防止茶叶酸化发酵变色，而后再经搓揉、烘焙制成。绿茶形美、耐冲泡，茶水颜色绿中偏黄。绿茶中原茶的成分保存较多，因此有香高、味醇的特点。我国传统绿茶——眉茶和珠茶，香高、味醇、形美、耐冲泡，深受国内外消费者的欢迎。此外，六安瓜片、龙井茶、碧螺春、蒙洱茶、信阳毛尖等也是著名的绿茶。

（2）**黄茶**　微发酵的茶。在制茶过程中，经过闷堆渥黄，因而形成黄叶、黄汤。如霍山黄芽、蒙洱银针。

（3）**白茶**　轻度发酵的茶。加工时不炒不揉，只将细嫩、叶背满茸毛的茶叶晒干或用文火烘干，而使白色茸毛完整地保留下来。如白毫银针、白牡丹等品种。

（4）**青茶（乌龙茶）**　半发酵的茶。青茶制作综合运用了绿茶和红茶的制作方法，经适当发酵，叶片稍变红，被赞誉为"绿叶红边"，其品质介于绿茶和红茶之间，茶水有绿茶的清新芳香，也有红茶的醇浓、甜醇。铁观音、武夷岩茶（大红袍等）、冻顶乌龙茶都是常见的青茶。

（5）**红茶**（图16-3）　全发酵的茶（发酵度为80～90m）。红茶加工时将茶叶暴晒在日光下或微温后，鲜叶失去一部分水分，使茶叶萎软，再搓揉使它发酵。原茶所含的茶多酚氧化，变成红色的化合物，茶叶转褐色，再经烘焙制成。红茶在制作过程中化学成分变化大，茶多酚大都转化为茶黄素、茶红素，产生了较多有香气的化合物。因此红

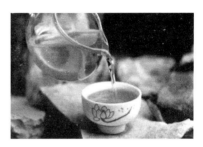

图16-3　红茶

茶的茶汤较红，香甜、味醇。我国红茶种类多，其中祁门红茶、荔枝红茶、潮汕工夫茶最著名。

（6）**黑茶**　后发酵茶。传统黑茶采用黑毛茶为原料，制茶工艺一般包括杀青、揉捻、渥堆（在干、湿互变的条件下，使茶叶在微生物的作用下发酵）和干燥四道工序。黑茶大多能长期保存，越陈越香。黑茶出产于广西、四川、云南、湖北、湖南、陕西、安徽等地。有湖南黑茶（茯茶、千两茶、黑砖茶、三尖等）、湖北青砖茶、四川藏茶（边茶）、安徽古黟黑茶、云南黑茶、广西六堡茶、陕西黑茶等品种。

16.2　茶叶的化学成分

新鲜的茶叶含75％～80％的水分，20％～25％的干物质。经过现代科学的分离和鉴定，茶叶中含有机化合物成分450多种，无机矿物元素40多种。

干茶叶中含蛋白质（20％～30％），茶多酚（20％～35％），生物碱（咖啡碱、茶碱、可可碱等，3％～5％），糖类（35％～40％），脂类化合物（包括芳香油，4％～7％），有机酸（3％），矿物质（4％～7％），维生素

（0.6%～1.0%），色素等。

　　茶多酚是茶叶中含有的多酚类物质，具有苦、涩味及收敛性，赋予茶叶许多功效。它是由几种多酚化合物组成的，主要成分是儿茶酚（单宁）、黄酮、花青素、酚酸等，其中儿茶酚最多。一种儿茶酚的分子结构如图 16-4 所示。茶叶生长条件不同，其中儿茶酚的分子结构有所不同，但生理功能基本相同。茶多酚在茶汤中可与咖啡因结合而缓和咖啡因对人体的生理作用。茶多酚具有很强的抗氧化性和生理活性，是人体自由基的清除剂，可以阻断亚硝酸胺等某些致癌物质在体内的合成。有研究指出，有喝茶习惯的人，得癌症的概率较低。茶多酚还能吸收放射性物质，达到防辐射的效果。红茶中的多酚类化合物具有消炎的效果。实验发现，儿茶素类能与单细胞的细菌结合，使蛋白质凝固沉淀，可以抑制和消灭病原菌。民间也常用浓茶涂伤口、褥疮等。茶多酚具有多种生物活性，是食品抗氧化剂，广泛应用于食品、日化、医药等领域。茶多酚还可以增强毛细血管的弹性。用茶叶洗脸，能清除面部的油腻、收敛毛孔、减缓皮肤老化。茶多酚还具有降低血液中胆固醇及低密度脂蛋白含量、抑制血压上升、抑制血小板凝集、抗菌、抗产物过敏等功效。茶多酚具有收敛性，对胃有一定的刺激作用，在空腹的情况下刺激性较强。人在没吃饭的时候饮用绿茶会感到胃部不舒服。经过发酵烘制的红茶，降低了茶多酚对胃的刺激性。经常饮用加糖、加牛奶的红茶，能消炎、保护胃黏膜，对治疗溃疡也有一定效果。

　　茶叶中的茶碱（分子式 $C_7H_8N_4O_2$）、咖啡碱（分子式 $C_8H_{10}N_4O_2$），都是黄嘌呤的衍生物，它们的结构式见图 16-5。纯的茶碱是白色针状结晶体，有苦味，能够溶解于热水，不易溶于冷水中，可作为兴奋、强心、利尿的药剂。泡茶过程中，茶叶中这些成分可溶入茶水。茶碱也是使茶水有苦味的主要因素。现代药理实验显示，茶多酚、茶碱等成分有促进中枢神经、循环系统、人体代谢功能兴奋的作用，并有利尿、抑菌、抗癌、预防心肌梗死等作用。

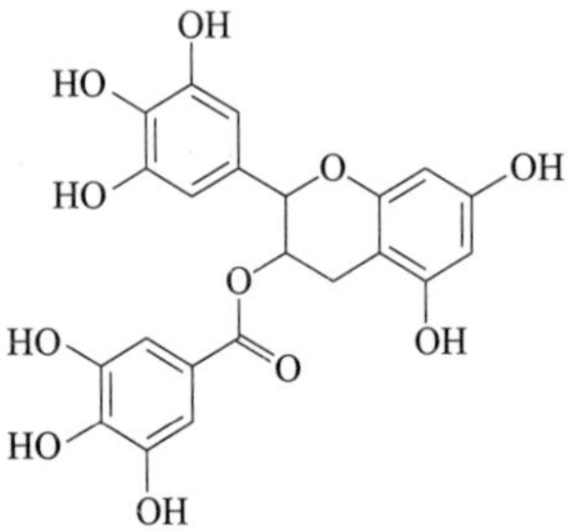

图 16-4　一种儿茶酚的结构式 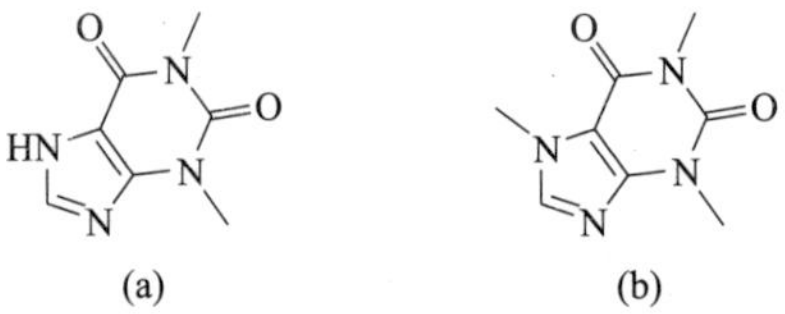　　图 16-5　茶碱（a）、咖啡碱（b）的结构式

茶叶中大部分蛋白质不溶于水，茶叶冲泡后，它们残留在茶叶渣中。茶叶中含有的可溶于水、能被人体吸收利用的蛋白质较少（约2％），其中含有6种必需氨基酸。

茶之所以有香味，是因为其中含有芳香油，芳香油受到高温就挥发变成气体，所以茶一般冲泡、不煮沸。

茶叶中含有类胡萝卜素、B族维生素、维生素C（红茶在发酵过程中维生素C被氧化破坏，含量很低）。溶于茶水中的可溶性维生素，可直接被人体吸收。它们与茶叶中的芳香油，能溶解口腔中有臭味的物质，可消除口臭、解油腻，有利于降低血脂。

茶叶中的矿物元素有钾、钙、镁、钴、铁、锰、铝、钠、锌、铜、氮、磷、氟、碘、硒等。这些元素与其化合物，大多是人体需要的营养成分或具有某种药效的成分。茶汤中阳离子含量较多而阴离子较少，属于碱性食品。钾能促进血液中钠的排除，多饮茶可预防高血压。氟有益于牙齿表面氟磷酸钙的形成，可以防止蛀牙。锰具有抗氧化及防止老化之功效，增强免疫功能，并有助于钙的利用。

不同的茶叶中，这些化学成分含量的多少有所差异。例如，铁观音所含的无机矿物元素，如锰、铁、氟、钾、钠等均高于其他茶类。

16.3 茶叶的冲泡饮用

茶叶冲泡得到的茶水作为饮料，据传是从西汉后期作为宫廷"高级饮料"开始的，到西晋以后，茶才成为民间的普通饮料。茶叶最早是被作为祭品使用的，从春秋后期就被人们作为菜食，在西汉中期发展为药用。从唐朝开始，茶叶流传到我国西北少数民族地区，成为当地人民生活的必需品，而后又传到域外，成为世界流行的饮料。

喝茶可以生津润喉，清除内热，可以解渴（尤其是乌龙茶）。夏天喝些热茶，可以发汗，散热消暑。绿茶中含有儿茶素，它能有效地抑制幽门螺旋杆菌，可以帮助预防胃溃疡和十二指肠溃疡。皮脂分泌旺盛的年轻人，常会长痘、疮，喝绿茶可以缓解。配合金银花、生甘草一起饮用，有治疗功效。茶和蒜瓣配合食用可帮助止泻。因为大蒜有解毒消炎作用，茶水能够抑制细菌滋生。饮茶是我国许多人日常生活中不可或缺的活动。

我国西北、西南的牧民大多离不开茶叶，茶叶是他们生活的必需品。西北、西南高原地区缺少果蔬，需要从茶叶中补充身体必需的营养成分，弥补饮食结构中缺少的部分。牧民饮食多有牛羊肉、奶，不易消化，而茶叶富含维生素、单宁酸、茶碱等，有助于消化，茶中的芳香油有助于溶解动物脂肪、降低胆固醇、加强血管壁韧性。用滚开的水、牛奶泡茶，有助于减少肠道以及血液寄生虫感染的机会。

喝茶，要依据地域及人的性别、年龄、胖瘦、寒热、虚实等来选择茶的品种、喝茶的多少。孕妇和某些病人，不宜饮茶。有的人偏嗜于某种茶，在长期习惯的影响下，体质也会发生变化。刚开始饮茶的人，量要轻、质要柔，要选择平和时饮。一些人喝龙井茶或花茶，会发生尿频、腹泻；也有的人喝茶后会出现便秘；有的人喝茶后有严重饥饿感；有的人喝茶会失眠；有的人喝茶后血压会上升；还有的人喝茶会出现"醉茶"：心慌、头晕、四肢乏力、胃部难受、站立不稳、感觉饥饿。空腹、血糖过低或是过度疲劳、过度兴奋，以及对氨茶碱过敏的人容易发生醉茶。暂时停止饮茶，休息后可恢复。

有的人喜欢喝新茶，但茶并非越新越好。新茶存放时间短，含有较多未经氧化的多酚类、醛类及醇类等物质，对胃肠功能差、有慢性胃肠道炎症的人来说，这些物质会刺激胃肠黏膜，容易诱发胃病。新茶中含有较多的咖啡因、活性生物碱以及多种芳香化合物，这些物质还会使人的中枢神经系统兴奋，神经衰弱、心脑血管疾病的患者应注意控制饮用的量，不宜在睡前或空腹时饮用。一般人也不宜多喝新茶，存放不足半个月的新茶最好不喝。

"茶医百病"的观点并不科学。有些病人还不宜喝茶，特别是喝浓茶。浓茶中的咖啡碱能使人兴奋、失眠、代谢率升高，不利于休息；还可使高血压、冠心病、肾病等患者心跳加快，甚至心律失常、尿频，加重心肾负担；此外，咖啡碱还能刺激胃肠分泌，不利于溃疡病的痊愈。

饮茶人人都会，茶叶选购却不容易。市面出售的茶，除各种品种的茶叶外，还有经过机械加工的产品，如袋泡茶、速溶茶、罐装茶水（即饮茶）、泡沫茶（调制茶），等等。选购茶叶，要熟悉各类茶叶的等级标准，审评、检验茶叶的方法，要了解价格与行情。茶叶的品质，主要从色、香、味、形四个方面鉴别。一般人只能观看干茶的外形和色泽，闻干香。鉴别干茶，一要依据茶叶品种，从茶叶的嫩度、外形、色泽、整碎和净度做评判；二要闻茶汁的香气；三要品茶水的滋味；四要观察茶汤的颜色。

茶叶也有保质期。保质期的长短与茶的品种有关，保存的方法对其也有很大影响。存放得当，茶叶不仅不易变质，还可能会提高茶叶品质。茶叶要装在密闭容器内，减少与空气接触，容器盖要与容器身结合严密，防止湿气进入。有条件的可将容器内的空气用抽气机抽出，可储藏两三年。茶叶密封后放入冷藏室或冰箱储藏。可用生石灰或高级干燥剂防潮。

茶叶不仅是饮料，还具有涵养人的精气神，提高文化品位的作用。中国古人曾认为茶有十德："以茶散郁气，以茶驱睡气，以茶养生气，以茶除病气，以茶利礼仁，以茶表敬意，以茶尝滋味，以茶养身体，以茶可行道，以茶可雅志。""一日无茶则滞，三日无茶则病。"唐朝卢仝的《七碗茶歌》也对茶做了非常形象的描述："一碗喉吻润，二碗破孤闷。三碗搜枯肠，惟有文字五千卷。四碗发轻汗，平生不平事，尽向毛孔散。五碗肌骨清，六碗通仙灵。七碗吃不得也，唯觉两腋习习清风生。"

品茶，是我国茶文化的独特表现。在一些地区习惯按下列程序泡、饮铁观音，饮量不多却别有情趣：用开水洗杯如"百鹤沐浴"；在茶具中放入5分满的茶叶（铁观音）让"观音入宫"；用滚烫开水，居高冲入，使茶叶转动，称为"悬壶高冲"；用壶盖或瓯盖轻轻刮去漂浮的白泡沫，似"春风拂面"；把泡1～2min的茶水依次巡回注入各个茶杯，像"关公巡城"；茶水倾入茶杯要滴滴入杯，像"韩信点兵"；喝前先鉴赏汤色，谓之"看茶"；而后乘热品茶，嗅其香、尝其味、浅斟细饮，如"品啜甘露"。品茶之后，齿颊留香、回味甘甜、心旷神怡。

16.4 茶叶的食用

茶叶除冲泡饮用外，还可以当作蔬菜加入菜肴中烹饪。例如，以绿茶入菜，如龙井鱼片、碧螺春虾仁，以红茶煮五香茶叶蛋，铁观音炖鸭等。

近年来日本茶道中使用的粉末状的绿茶（称为抹茶，图16-6），成为时髦的健康养颜的饮品和食品。人们喜爱它的香气和鲜艳的颜色，认为它有减肥、美容的功效，其尤其受女性的青睐。抹茶通常也用于制作点心，把食物染成绿色，也用来制作抹茶冰淇淋。

抹茶其实起源于中国隋唐，古时称作"末茶"。"碧云引风吹不断，白花浮光凝碗面"，就是唐代诗人卢仝对抹茶的赞美之词。只是自明代以来，抹茶不再流行，被冲泡茶

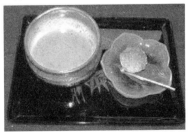

图16-6 抹茶

叶所替代。

抹茶是采摘春天的茶的嫩叶，不经过揉捻，直接用蒸汽杀青后，做成饼茶（团茶）保存。食用前放在火上再次烘焙干燥，用石磨碾磨成粉末。春茶嫩叶采摘前 20 天必须搭设棚架，用芦苇帘子或稻草帘子覆盖（遮光率达到 98％以上）。使茶叶中的叶绿素（绿茶）、氨基酸、类胡萝卜素含量大大提高。杀青干燥后，茶叶中的顺-3-己烯醇、顺-3-己烯乙酸酯和芳樟醇等氧化物大量增加，并产生大量的 α-紫罗酮、β-紫罗酮等紫罗酮类化合物，赋予抹茶特殊的香气和口感。

抹茶可以点茶食用，也可以制成各种点心食用。点茶是在开水烫过的茶碗中，加入少量热水，把抹茶调成糊状，再用茶筅点茶，使之混入大量的空气，形成浓厚的泡沫。把抹茶用于食品制作更为方便。抹茶月饼、抹茶饼干、抹茶瓜子、抹茶冰淇淋、抹茶面条、抹茶巧克力、抹茶蛋糕、抹茶面包、抹茶果冻、抹茶糖果、抹茶布丁等都是抹茶食品。

冲泡茶水，茶叶里真正溶于水的部分仅为 35％，大量的不溶于水的有效成分都被当做茶渣丢弃，因此吃茶比喝茶能够汲取更多的营养。有人认为一碗抹茶里的营养成分超过 30 杯普通绿茶。变喝茶为吃茶不仅是一种饮食习惯的变革，同时也是适应快节奏现代化生活的需要。

17

你了解可乐与咖啡吗

可乐是非常受欢迎的碳酸饮料，咖啡也是世界流行的饮料。它们都含有咖啡因，有兴奋神经的作用。可乐、咖啡都是从国外流传到我国并逐渐流行起来的。

17.1 可乐的成分和生理作用

可口可乐、百事可乐是最知名的两种可乐饮料。不同的可乐口味有所差异，有香草味、肉桂味和柠檬味等。

可口可乐的名称，来源于两种植物：古柯叶、可乐果。可口可乐的发明人在一则宣传广告中声称，他的饮料配方中含有古柯叶、可乐果的迷人的特质。古柯叶是提取可卡因的原料，可乐果富含咖啡因。其实，可口可乐中不含可卡因，后来的配方中又用提纯的咖啡因代替了可乐果。

可乐的主要配方是糖、碳酸水（二氧化碳和水）、焦糖、磷酸、咖啡因、香料混合剂"7X"。每 100g 可口可乐约含热量 180kJ，碳水化合物 10.6g，不含脂肪、蛋白质和纤维素。磷酸赋予可乐酸度，原来配方中的柠檬酸，后来被较便宜的磷酸代替。"7X"的组成是什么，发明人秘而不宣。据一些人研究猜测，"7X"的组成为柠檬、柑橘、肉豆蔻、肉桂、芫荽、橙花中提取的香精油。也有资料说其含有野豌豆、生姜、含羞草、橘子树叶、古柯叶、桂树和香子兰皮等的提取物。这些成分严格按照一定比例混合而成。销售到不同国家和地区的可乐，配方不完全相同，以适应各地顾客的口味。

咖啡因（咖啡碱）是可乐的重要成分。它是黄嘌呤的衍生物，分子式是 $C_8H_{10}N_4O_2$，结构式见图 17-1，化学名称为 1,3,7-三甲基黄嘌呤。一罐 330mL 的可乐中约含 40mg 咖啡因。可乐能缓解疲劳、开胃助食，原因在于可乐中含有的咖啡因。

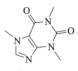

图 17-1　咖啡因的结构式

很多人担心可乐会影响健康，科学家也为此争论不休，但至今没有确凿证据可以说明喝适量可乐对人体健康有害。相反，一些喜欢可乐的人会列举喝可乐的好处，如缓解疲劳、开胃助食等。对一般人来说，饮用少量可乐不会影响健康，但大量饮用会导致睡眠系统紊乱，引起失眠、兴奋、紧张，使睡眠质量下降。这些正面和负面影响主要都源于可乐中含有的咖啡因。此外，大量饮用可乐，其中溶解的二氧化碳对人体内的有益菌会产生抑制作用，而且会引起腹胀，影响食欲，甚至造成肠胃功能紊乱。二氧化碳、磷酸等还会与人体内的钙、镁离子等发生化学反应，产生碳酸钙、碳酸镁等难溶物质。随着时间的积累，这些物质会沉积在肾脏、肝脏中，形成结石，危害身体健康。因此经常大量饮用可乐是不可取的。

17.2　咖啡的成分和生理作用

咖啡是用经过烘焙的咖啡豆制作出来的饮料（图 17-2）。它与可可、茶同为世界流行的主要饮品。

咖啡豆是咖啡树果实里面的果仁。"咖啡"一词源自希腊语"Kaweh"，意思是"力量与热情"。合格的咖啡师所制作的咖啡，在味觉上会呈现出不同程度的甜度、酸度、醇厚度。

咖啡树原产于非洲埃塞俄比亚西南部的高原地区。当地人经常把咖啡树的果实磨碎，再把它与动物脂肪掺在一起揉捏，做成球状的丸子，当成珍贵的食物，供出征的战士享用。11 世纪左右，人们才开始用水煮咖啡，作为饮料。随后咖啡传到阿拉伯世界，再传到土耳其。16 世纪末，传入欧洲，在欧洲逐步普及。18 世纪后又在南美洲迅速流传。

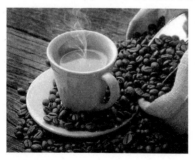

图 17-2　咖啡豆和咖啡

咖啡的主要成分有咖啡因、丹宁酸（煮

沸后转化为焦梧酸）、脂肪、蛋白质、糖分（烘焙后成为焦糖）、纤维（烘焙后炭化）、少量矿物质。咖啡因有强烈的苦味，对人的中枢神经系统、心脏和呼吸系统有刺激作用。咖啡中的脂肪含有挥发性的芳香物质，赋予咖啡的香气。咖啡中蛋白质含量不高，而且在煮咖啡时多半不会溶出。焦糖使咖啡形成褐色，并与丹宁酸相结合产生甜味。烘焙后的纤维炭化，与焦糖形成咖啡的色调。

咖啡是人类饮用最久却又争议最多的饮料。许多人用研究数据和实例证明咖啡中的一些成分对人体有很多保健功效，也有许多人认为咖啡对人体健康有诸多危害。

有研究认为，适量饮用咖啡对健康有益。研究认为咖啡含有较多的多酚化合物，这一类化合物是强力的抗氧化剂，能延缓低密度脂蛋白的氧化时间，可以溶解血液凝块及阻止血栓的形成；降低肠癌或直肠癌的发病概率。咖啡还可以增强血管收缩，避免血管扩张引起的头痛。少量的咖啡也可以增强心肌收缩能力，促进血液循环。咖啡能改善肝炎或慢性肝脏疾病患者的肝脏机能，可增加高密度胆固醇，加速代谢低密度胆固醇，减少冠状动脉粥样化、降低中风概率。黑咖啡有防止心血管疾病的作用。咖啡能加速脂肪分解，能使人体的新陈代谢率提高 3%～4%，提高人体消耗热量的速率。咖啡可减轻肌肉疲劳，促进消化液分泌，能促进肾脏机能，有利尿作用。咖啡具利尿作用，可提高排尿量，能刺激肠胃激素或蠕动激素，产生通便作用，可作为快速通便剂。咖啡中的咖啡因会刺激交感神经，提高胃液分泌，饭后适量饮用有助消化，还能刺激胆囊收缩，并减少胆汁内含有的胆固醇，有益于防治胆结石。有研究显示，每天喝 2～3 杯咖啡者比起从不喝咖啡的人，罹患胆结石的机会小了 40%。咖啡所含的单宁酸，具有收敛性及止血、防臭的作用。酒后喝咖啡，能使由酒精转变成的乙醛快速氧化，分解成水和二氧化碳排出体外。咖啡具有柔和的兴奋神经中枢的作用，可以提高人体的灵敏度、注意力，加速人体的新陈代谢，改善人体的精神状态和体能。

但是，过量饮用咖啡对健康也是不利的，还要注意咖啡对一些特殊人群可能造成的危害。有人认为多喝咖啡会导致体内钙的流失，咖啡因对正常细胞有不良的影响，可促使细胞老化。习惯喝咖啡加糖、加牛奶的人，会增加热量的摄入。有研究发现，老年人和妇女饮用咖啡会减少钙质，引起骨质疏松；肠胃不好的人，饮用咖啡会使胃病恶化；孕妇饮用过量的咖啡会导致流产或胎儿畸形。咖啡因对胰岛素分泌不够的人、潜在的 2 型糖尿病患者有不良影响，能引发 2 型糖尿病。过多饮用咖啡，尤其是吸烟者会增加罹患胰腺癌的可能性。有研究发现，经常饮用大量咖啡的人，摄入咖啡因太多与癌症（例如膀胱癌）的发生有相关性。患有高血压、冠心病、动脉硬化等疾病的人，长期大量地饮用咖啡，会加重心血管疾病。

总之，咖啡对人体健康的影响比较复杂。适量喝咖啡，对健康不会有太大影响；过量饮用会影响健康。不同的人受到的影响会有差异。饮食健康的基本原则为控制适当的量，对于咖啡一样适用。人们应该依据自己的体质特点，确定喝不喝、喝多少为度。

17.3　咖啡因和可卡因的区别

可乐、咖啡中含有的咖啡因和毒品可卡因，是两种不同的有机化合物，不能混淆。

咖啡因（caffeine，也称咖啡碱），是从茶叶、咖啡果中提炼出来的一种生物碱。可乐、咖啡的生理功能、对人体健康的影响，很大程度上与它们含有的咖啡因有关。早在石器时代，人类已经开始使用咖啡因。早期的人们发现咀嚼特定植物的种子、树皮或树叶有减轻疲劳和提神的功效。直到很多年以后，人们才发现使用热水泡这些植物能够增加其效用。自然界中有多种植物含有咖啡因，茶和咖啡只是其中的两种。1819 年，德国化学家弗里德里希·费迪南·龙格首次分离得到纯的咖啡因。1897 年才确定其分子结构。此后，化学家研究出合成它的方法。纯的咖啡因是无臭、白色针状或粉末状固体，是含氮的有机化合物，微溶于水。

咖啡因能使神经细胞活动性提高，增加肾上腺素分泌，使心跳加快，血压升高，肌肉中的血流量提高，皮肤和内脏的血流量降低，促使肝脏向血液释放葡萄糖，增加脑内的神经递质多巴胺。适度摄入含咖啡因的饮料，能暂时祛除疲劳、驱走睡意、恢复精力，起兴奋神经的作用，能提高人体的灵敏度、注意力，加速人体的新陈代谢，改善人体的精神状态和体能，纾解忧郁。咖啡因会刺激交感神经，刺激胃肠分泌胃酸，促进消化，刺激肠胃激素、蠕动激素，有利于通便。据研究，一个人摄入咖啡因后，体内的免疫系统会把咖啡因逐步分解，最终分解产物从尿液排出。因此，咖啡因在人体内只能保持 5～10h 左右的作用时间（因不同个体而有差异）。摄入的咖啡因，90％能在 12h 内代谢。对多数人来说，咖啡因不影响他们的注意力和其他高级智力功能，因此含咖啡因的饮料（包括咖啡、可乐、茶）和巧克力往往在工作场所受到欢迎。

咖啡因作为精神药物，临床上用于治疗神经衰弱和昏迷复苏，可以加强某些止痛剂的效果。咖啡因对中枢神经有较强的兴奋作用，可引起儿童精神烦躁。过量摄入咖啡因，不仅作用于大脑皮层，还能直接兴奋延髓，引起阵发性惊厥和骨骼震颤，损害肝、胃、肾等重要内脏器官，诱发呼吸道炎症、妇女乳腺瘤等疾病。经常饮用含咖啡因饮料的育龄妇女难以受孕，咖啡因还会抑制胎儿在母体中的正常发育，可能导致下一代智能低下，肢体畸形。吸烟同时饮用可乐，咖啡因在尼古丁诱变物质的作用下，容易使身体某些组织发生突变，甚至导致癌细胞的产生。服用解热、镇痛和消炎的常用药布洛芬后立即喝咖啡、可乐，会加剧对胃黏膜的刺激，严重者还会出现胃出血、胃穿孔等病症。咖啡因有弱的成瘾性，一旦停用会出现精神委顿、浑身困乏疲软等各种戒断症状。不同的个体，对咖啡因的耐受能力不同。其摄入量增加到一定程度，可导致中毒，出现烦躁、紧张、刺激感、失眠、面红、多尿和消化道不适，严重的会出现类似恐慌和极度焦虑的症状，甚至会危及生命。因此咖啡因也被列入受国家管制的精神药品范围。

可卡因（cocaine）也称古柯碱，它是世界性毒品（图17-3），有很强的成瘾性。可卡因的原料来自"古柯"。古柯是一种灌木，是美洲大陆的传统种植作物。公元前2500年，南美原住民（印加族）在宗教仪式及医疗中使用了古柯叶。16世纪，西班牙人征服印加帝国，一度禁止使用古柯叶。后来了解到嚼食古柯叶的印加人工作得更卖力时，便取消了禁令。1855～1860年，两位德国科学家从古柯叶中提炼出麻醉药的成分。1859年，奥地利一位化学家又精制出更高纯度的物质，并将其命名为可卡因。

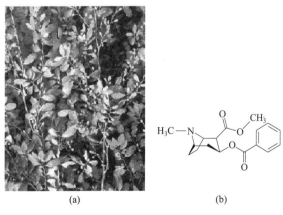

(a)　　　　　　　　(b)

图17-3　古柯树（a）与可卡因结构式（b）

少量可卡因或含可卡因的物质有消除疲劳、提高情绪的作用。这是由于它是天然的中枢兴奋剂，能阻断人体神经传导，产生局部麻醉，并可通过加强人体内化学物质（如多巴胺）的活性来刺激大脑皮层，兴奋中枢神经。在医疗中，它被用作局部麻醉剂或血管收缩剂，用于表面麻醉效果好（主要用于表面麻醉，因其毒性强，不用于注射）。由于它对中枢神经系统的兴奋作用，能使大脑皮层兴奋产生欣快感，使一些人产生反复使用的欲望，迅速成瘾，可卡因的流行带来的问题也越来越为大众注意了。1914年，美国政府率先将可卡因列为禁药。虽然后来可卡因被列为世界性的禁药，但难以彻底禁止，1985年后其成为主要的世界性毒品之一。

可卡因对消化系统、免疫系统、心血管系统和泌尿生殖系统都有损伤作用，可导致肝细胞坏死。使用可卡因后，相应脑区的结构和功能都会发生变化，表现出情绪高涨、好动，甚而会有攻击倾向。吸入或注射可卡因过量，会造成冲动，体温升高，产生幻觉、痉挛，可能突发心脏病致死。在戒断情况下，会产生淡漠、鼻涕横流、长时间睡眠、易怒、抑郁、丧失方向知觉等症状，甚至产生自杀念头。可卡因毒性强、成瘾性强，成瘾者在戒除毒品后的复吸率超过90％，危害极大。

可卡因不能用于可乐饮料的制造，要拒绝饮用含有可卡因的饮料。一些国家和地区曾在"红牛能量饮料"中检出微量可卡因。2004年，瑞典有3名年轻人的死亡被认为与"红牛"有关，引起了世界各国对该饮料的关注。主打"抗疲劳"功效的泰国产"红牛"饮料曾占到中国功能饮料70％以上的市场份额。2006年，原中国国家质量监督检验检疫总局发布公告，禁止含有可卡因的泰国产"红牛"饮料向中国进口。

18

巧克力的魅力在哪里

在西方国家，圣诞节人们互送巧克力（图 18-1）成为习俗。亲友之间互相赠送的巧克力叫情理巧克力。情人之间互相赠送的巧克力叫爱情巧克力，巧克力象征爱情的纯洁、甜蜜，祝愿纯洁的爱情天长地久。巧克力流传到我国，也赢得国人的喜爱，成为青少年百吃不厌的甜点。添加了巧克力的蛋糕、饼干、冰淇淋、牛奶也获得人们的青睐。巧克力的魅力在哪里？

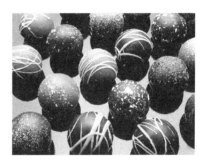

图 18-1　巧克力制品

巧克力口感细腻甜美，而且还具有一股浓郁的香气。食用巧克力能使人感到快乐，能缓解压力、带来安宁的感觉；它还有抗疲劳、提升精神、增强兴奋的功效。巧克力的魅力来自它所含有的某些物质对人体的特殊生理作用。有研究指出，巧克力的魅力很可能与它含有的可可碱、苯乙胺和咖啡碱等成分有关。

18.1　巧克力是用什么制成的

巧克力是以可可粉、可可浆或可可脂（图 18-2）为主要原料制成的甜食。早在公元前 4 世纪，玛雅人就开始种植可可树。他们把可可果实磨成粉，与玉米粉、辣椒粉掺在一起，制成略带苦涩味的面糊作为日常食品。

1300 多年前，玛雅印第安人将焙炒过的可可豆制作成饮料。14 世纪，墨西哥人在可可粉里加进糖、香草等调料，配制成一种甜美可口的硬糖，这就是巧克力的雏形。16 世纪初期，西班牙探险家在墨西哥发现当地人饮用一种可可豆加水加香料制成的饮料，将其带回了西班牙，随后开始在西非种植可可树，将可可豆磨成了粉，加水和糖，加热制成饮料，并称之为"巧克力"。不久巧克力传入意大利乃至整个欧洲。欧洲人不仅学会了如何制作巧克力，还加以创新，使得巧克力的口味有了很大的提高，由此奠定了欧洲巧克力的卓著声誉，欧洲成为世界上最重要的巧克力输出地。

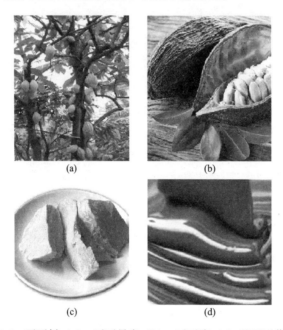

图 18-2　可可树（a）、可可果实（b）、可可脂（c）及可可浆（d）

可可树的每个可可豆荚，有 20～60 颗可可豆。可可豆经发酵（5～7天）、干燥（5～7天）后，成为可可豆成品。可可豆发酵过程会产生酒精及二氧化碳，酒精还会变成醋酸，种子内蛋白质成分被分解成氨基酸，发芽能力丧失，单宁凝固，苦涩味降低，种子颜色发生变化，形成可可豆特有的红褐色色素，豆仁会收缩与种皮剥离。可可豆经烘焙、压碎，把可可豆豆仁里的脂肪成分分离、提取出来，可得到稠浆状的可可脂。直接将发酵的可可豆烘焙后直接研磨成浆，冷却凝固就得到块状的可可液块。可可液块除去部分可可脂后，制成粉状的可可粉。用可可浆、可可粉或可可脂经调配、研磨、精炼、去酸、回火、铸型得到滑顺、没有酸味、有浓郁清香、有自然光泽的各种形状的巧克力成品。

可可脂是植物油，它的主要成分是饱和脂肪酸甘油酯，其饱和脂肪含量高达 90％ 以上（比猪油、牛油等动物油还高）。可可脂熔点为 34～38℃，在常温下是固体，吃到嘴里就融化，口感柔滑。可可液块只含有大约 50％ 的可可脂，还含多酚类和一些矿物质等，味道苦涩。

用可可液块或可可脂加工成的巧克力，依据可可的含量分为黑巧克力、牛奶巧克力和白巧克力等品种。黑巧克力不含有或少量含有牛奶成分，是"原味巧克力"，不具甜味，有些苦，它有利于提高机体的抗氧化剂水平，预防心血管疾病、糖尿病、低血糖。白巧克力不含有可可粉，只含有可可脂及牛奶，呈白色，有可可香味，糖类含量较高，口感甜。牛奶巧克力是在黑巧克力中添加一定量牛奶，口感好，相对于纯黑巧克力，可可味道更淡、更甜。在这三种巧克力中再添加一些香料、坚果及乳化剂等，再配合不同的模具，就形成了各式各样的巧克力。

可可中含有可可碱和咖啡碱（结构式见图 18-3），给巧克力带来苦味。可可中的单宁有淡淡的涩味，可可脂能产生肥腴滑爽的味感。可可的苦、涩、酸，可可脂的滑，加入砂糖或乳粉、乳脂、麦芽、卵磷脂、香兰素等辅料，通过精湛的加工工艺，不仅保持了可可特有的滋味，而且令它更加可口。

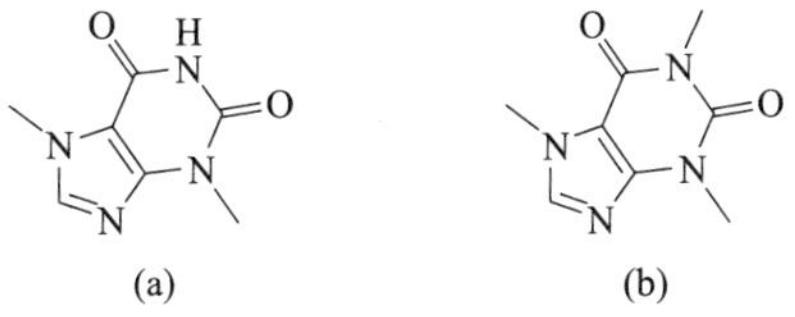

图 18-3　可可碱（a）、咖啡碱（b）的结构式

18.2　巧克力的营养价值

巧克力中含有超过 300 种已知的化学物质。巧克力含有丰富的碳水化合物（约占 60％）、脂肪（约占 30％）、蛋白质（约占 8％）和各类矿物质，人体对其吸收消化的速度很快，每 100g 巧克力含 2.18kJ 热量。巧克力是补充能量的佳品。许多科学家对巧克力中的各种成分做了分析、研究，发现和证明了巧克力的主要成分对人体的作用。

可可脂中含有可可碱，对多种动物有毒，但对人类无毒，有兴奋和利尿作用。可可脂中还含有苯乙胺（PEA，结构式 $C_6H_5CH_2CH_2NH_2$），100g 巧克力中含 50～100mg 苯乙胺。20 世纪初，科学家在人体解剖时发现，当人的情绪发生变化时，大脑中的间脑底部会分泌一系列化合物。这类化合物中就有苯乙胺、内啡肽等。科学家把它们称为"情绪激素"。苯乙胺是天然化合物，可以在很多食物中找到。一般认为来自食物的苯乙胺有足够的摄入量，会在人的情绪调节上有重要作用，能让人的脑部更多释放多巴胺。多巴胺是神经传导物质，可以帮助细胞传送脉冲，负责兴奋、开心信息的传递，是大脑的"奖赏中心"，能使人感到快乐，给人带来安宁的感觉，使人能更好地应付紧张，缓解压力。巧克力能缓解情绪、集中注意力，加强记忆力，被认为与其含有的可可碱、苯乙胺有关。

巧克力尤其是黑巧克力有利于控制胆固醇的含量，保持毛细血管的弹性，具有防治心血管循环疾病的作用。巧克力中的类黄酮含有的原花青素具有抗氧化应激作用，食用富含类黄酮的黑巧克力可增强机体抗氧化能力，可大大延长体内其他重要抗氧化剂（如维生素E、维生素C）的作用时间，有利于清除体内的自由基，防止DNA损伤；可以抑制低密度胆固醇的形成，有利于心脏健康，在一定程度上降低心脏病的发生率和死亡率。类黄酮还有扩张血管、增强血管壁弹性、防止血管变硬、提高血液流动能力的作用；对血小板能产生一种类似阿司匹林的抗炎作用，在一定含量下可以降低血小板的活化，转移自由基在血管壁上的沉积。巧克力中的可可脂尽管有着很高的饱和脂肪含量，但不会像其他饱和脂肪那样会使血胆固醇升高。因为巧克力所含的饱和脂肪酸中含有大量的硬脂酸和软脂酸，硬脂酸不会影响血胆固醇的含量，软脂酸可以轻度降低胆固醇含量，对防止血管硬化和血栓形成，防止血管堵塞，防止心脏病、中风和高血压有一定作用。巧克力有利于控制糖尿病。糖尿病是因胰腺中的胰岛素分泌不足，其功能发挥不充分而引起的一种疾病。高血糖首当其冲成为糖尿病并发症的独立危险因子。巧克力中含有食物纤维和多酚物质，有利于控制血糖值的上升。多酚具有抗氧化作用，能消除活性氧，防止活性氧与"有害胆固醇"结合，附着于动脉血管壁，引起动脉硬化。食用巧克力具有预防糖尿病并发症的作用。巧克力中镁的含量丰富，镁的摄入有利于避免糖尿病患者出现心脏病并发症，并利于碳水化合物的代谢，保持血糖的正常水平。巧克力多酚还具有强烈的抑制基因变异的作用，即抗癌作用。巧克力中含有的儿茶酸有利于增强机体的免疫力。

巧克力是一种高热量食品，但其中蛋白质含量偏低，脂肪含量偏高，营养成分的比例不符合儿童生长发育的需要。饭前过量食用巧克力会产生饱腹感，影响食欲。过量食用巧克力，还容易引发头疼，因为巧克力含有能引起头疼的酪胺。酪胺能使机体产生使血管收缩的激素，血管又会扩张以抵抗收缩，引起头疼。

糖尿病患者应少吃或不吃含糖巧克力。巧克力含有一种能刺激胃酸的物质，胃酸过多的人不宜食用。哺乳期的妇女过多食用巧克力，对婴儿的发育会产生不良的影响。因为巧克力中的可可碱会渗入母乳，婴儿吸收后会在体内蓄积，损伤神经系统和心脏，并使肌肉松弛，排尿量增加，使婴儿消化不良，睡眠不稳。

储存巧克力要避免阳光照射、防止发霉，控制好温度和湿度。储存温度应该控制在 12～18℃，相对湿度不高于 65％，否则会发生软化变形、表面斑白、内部翻砂、串味或香气减少等现象。巧克力储存久了，可可脂会渗出，在表面上形成一薄层白色、看似发霉的霉斑，那是可可脂的一种固体结晶，可以食用。

18.3 代可可脂不是优质巧克力的原料

市面上有使用代可可脂、类可可脂代替纯可可脂来制作的巧克力制品。代可可脂（简称 CBR），是一类由动物蛋白油脂、植物油脂与可可粉混合制作的油脂，是能迅速融化的人造硬脂，只是在物理性能上接近天然可可脂，与天然可可脂不同。代可可脂可用不同类型的原料油脂进行加工，有月桂酸型硬脂和非月桂酸型硬脂之分。由代可可脂制成的巧克力产品表面光泽良好，保存时间长，入口无油腻感，表面不会因温度差异发生霜化。

代可可脂含有反式脂肪酸，与天然可可脂不同，可能会对人体产生不良影响。2004 年 7 月 1 日，国家开始执行强制性的《巧克力及巧克力制品》标准，为纯巧克力正名。该标准规定巧克力中非可可脂的脂肪含量不得超过 5％，要求白巧克力的可可脂含量不低于 20％，黑巧克力不低于 18％。购买巧克力产品要看清产品成分。标准规定凡是代可可脂添加量超过 5％的产品，都不能直接标注为巧克力，只能称为"代可可脂巧克力"或"代可可脂巧克力制品"，产品包装上也必须注明代可可脂含量（图 18-4）。

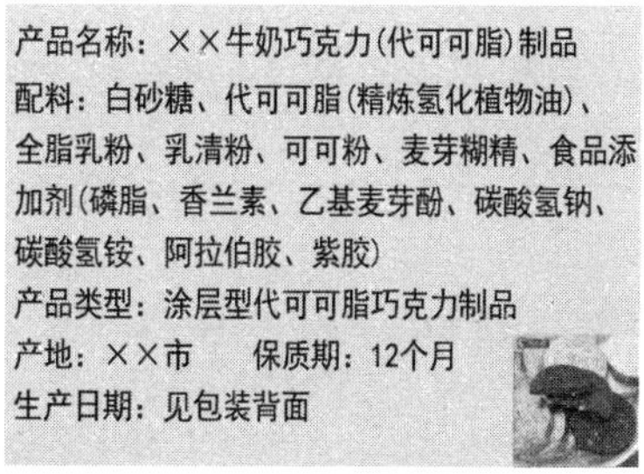

类可可脂（简称 CBE），也是一类代可可脂，它也不是从可可豆中提炼获取的可可脂。和天然可可脂相比，类可可脂原料较为廉价，储藏要求也低一些。类可可脂采用现

产品名称：××牛奶巧克力(代可可脂)制品
配料：白砂糖、代可可脂(精炼氢化植物油)、全脂乳粉、乳清粉、可可粉、麦芽糊精、食品添加剂(磷脂、香兰素、乙基麦芽酚、碳酸氢钠、碳酸氢铵、阿拉伯胶、紫胶)
产品类型：涂层型代可可脂巧克力制品
产地：××市　保质期：12个月
生产日期：见包装背面

图 18-4 代可可脂巧克力的
　　　　　包装说明

代食品加工方法，使用提纯、蒸馏和调温等制作工艺来加工棕榈油、牛油树脂、沙罗脂等，获取与可可脂分子结构类似的油脂（如棕榈酸、硬脂酸、油酸、亚油酸的甘油酯）。类可可脂本身不含代可可脂所含有的反式脂肪酸，规避了人们食用代可可脂巧克力可能引发的健康问题。使用上等类可可脂制作的巧克力制品，入口柔滑、脂香浓郁，尤其在 30～35℃ 时，类可可脂和天然可可脂的风味近乎一致。类可可脂不易起霜，熔点和天然可可脂相近，这些优点促使代可可脂巧克力制品逐渐向类可可脂产品升级。

19

酸甜苦辣咸之谜

人们常把酸、甜、苦、辣、咸称为"五味"。食物中能溶解于水的有味道的物质在人的口腔中会给味觉器（舌头上的化学感受系统）一种刺激，使人感受到酸、甜、苦、咸以及由这四种味道混合产生的其他味道。辣不是一种味觉，它是食用辣的食物时，舌头和颚部产生的类似灼烧感的痛觉与热觉的混合感。1985 年，国外有科学家指出，"鲜味"与酸、甜、苦、咸一样，也是一种独立的味道。

19.1 味觉的形成

人对味道的分辨是通过舌头上的味觉感受器进行的，舌头上的味觉感受器称为味蕾。人的舌头上约有 10000 个味蕾，味蕾向大脑提供食物的味觉信息。大多数味蕾位于舌头表面的突起结构（称为舌乳头）上。味蕾由支持细胞和味觉细胞组成。味觉细胞位于味蕾中央，呈纺锤形。味觉神经最细的端部位于味觉细胞之间。味蕾中有许多受体。当受体与相应的配体（食物溶液中含有的具有某种味道的化合物分子）结合后，便产生了冲动，通过神经传到大脑的味觉中枢，经大脑综合神经中枢系统分析，产生了味觉［图 19-1（a）］。味蕾上的不同受体对味道的感觉有特异性。只有受体和配体能相适应，才能结合产生味觉。

舌头上每一个味蕾包含 50～150 个不同味道的受体细胞，每一个味蕾都能够感受到所有的基本味觉。舌头各个区域对于不同味道的敏感程度有微小

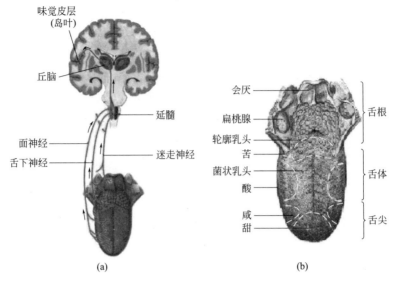

图 19-1　舌头味觉的产生（a）及舌头不同部位味觉的差异（b）

的差异。舌尖对甜、舌尖两侧对咸、舌体两侧对酸、舌根对苦比较敏感［图19-1（b）］。长期受到某种呈味食物的刺激，会觉得刺激强度减小，吃习惯了辣味食物的人，对辣的敏感性会降低，可以承受很辣的食物。

　　不同的舌乳头，所含味蕾数目也不同。舌尖、舌侧及舌体后部的味蕾多；舌体中部感受器较少，味觉也迟钝。味蕾对各种味道的敏感程度也不同。人分辨苦味的本领最高，其次为酸味，再次为咸味，而甜味则是最差的。但是，甜味对大多数人来说，是最挡不住的诱惑。舌头上的味觉细胞，会将甜味觉信号传送到大脑中分泌脑内啡肽的位置上，快速诱发人体产生快感。

　　不同的呈味物质、不同的味觉感受体之间的作用不同，产生的味觉也不同。在四种基本味觉中，人对咸味的感觉最快，对苦味的感觉最慢，但就人对味觉的敏感性来讲，苦味比其他味觉都敏感，更容易被觉察。味觉的感受性与机体的生理状况也有密切的联系。饥饿时对甜和咸的感受性比较强，对酸和苦的感受性比较弱；吃饱后对酸和苦的感受性增强了，对甜和咸的感受性减弱了。因此人在饥饿的时候吃东西香，饱了以后常常吃什么都不觉得香了。味觉的感受性还和嗅觉有密切的联系。例如患感冒时嗅觉不灵，吃什么食物都觉得没有味道。

　　影响味觉的因素，包括食物中味觉刺激物质的类别、结构、溶解性，还包括温度和舌头上味觉的感受部位。有一定的水溶性的物质才可能产生味觉，水溶性越高，味觉产生得越快，消失得也越快。单糖、二糖能产生甜味，酸类物质能产生酸味，食盐产生咸味，生物碱产生苦味。随温度升高，味觉加强，味觉产生的最适宜温度是 10～40℃，30℃时味觉最灵敏。

两种相同或不同的呈味物质进入口腔，或者使某种味觉更加突出；或者使某种味觉减弱。两种味觉相同的物质混合，也可能发生协同作用，味觉强度大大增加；也可能发生味感的改变。例如在蔗糖水中添加少量氯化钠，甜味会更突出；醋中加一定量的氯化钠，酸味更浓；味精中添加少量氯化钠，鲜味更强。蔗糖与硫酸奎宁相互作用，甜味下降。都具有甜味的甘草酸和蔗糖共同使用时，甜度会大大增加。刚吃过苦味的东西，喝一口水就觉得水是甜的，刷过牙后吃酸的东西就有苦味产生。此外，患病服药，药物也会直接或间接影响味觉感受器，使味觉发生不同程度的障碍。

不同的味觉实际上是人体摄入的食物可能发生某种生命活动的信号。例如，甜味是补充热量的信号、酸味是新陈代谢加速和食物变质的信号、咸味是调节体液平衡的信号、苦味是保护人体不受有害物质危害的信号、鲜味则是蛋白质来源的信号。

19.2　食物中的呈味物质

不同食物的味道取决于食物中的呈味物质（图 19-2）。

（1）酸味食物　食物中含有的酸味配体化合物大多是有机酸，如葡萄糖酸（清凉饮料、酸味料的成分）、乳酸、柠檬酸、乙酸（醋酸）、己二酸（肥酸，存在于葡萄皮、山楂和胡萝卜中）、酒石酸等。此外，还有磷酸等无机酸。

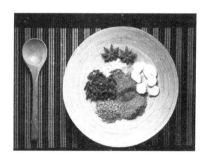

图 19-2　寻找酸甜苦辣咸

水果中最丰富的酸是柠檬酸和苹果酸。柠檬酸主要分布在柑橘类果实、草莓、菠萝、石榴等中；苹果酸主要分布在苹果等仁果类果实中；樱桃、杏、桃等都含有柠檬酸和苹果酸。这些有机酸赋予水果清新的酸味，对调节人体体液平衡有重要作用。维生素 C 也有淡淡的酸味，而且维生素 C 在酸性的环境中更加稳定，因此许多富含维生素 C 的水果都有酸味。

含有有机酸的酸味食物可增强肝脏功能，并能消除胃酸降低而引起的食欲不振。人们在紧张工作之后，吃些酸味食物有利于清除疲劳，有些酸味食物（如米醋等）还具有杀菌消炎的作用。近年来，国外有些美容专家认为经常吃些酸味食物有助于保养皮肤。但过多地食用酸味食物则会使消化功能紊乱。胆石症病人食用酸味食物易诱发胆绞痛，骨伤患者食用酸味食物影响伤口的愈合。

（2）**甜味食物** 食物中含有的甜味配体化合物，有天然甜味剂和合成甜味剂。天然甜味剂包括各种类型的糖，如蔗糖、葡萄糖、山梨醇、木糖醇（xylitol）和麦芽糖醇。葡萄糖能使食物的香味更为精细，高浓度的葡萄糖溶液也不会有令人不适的浓甜感，还可以直接静脉注射到人体中，供人体吸收利用。梨、桃、苹果中含有山梨醇，在体内能被缓慢吸收利用，且不会增加血糖值。木糖醇可以作为糖尿病患者食用的甜味剂。麦芽糖醇是健康食品中的一种低热量甜味剂，但难以消化。麦芽糖醇能够促进钙的吸收，抑制体内脂肪积累。麦芽糖醇在体内几乎不分解，可作为糖尿病、肥胖病患者的食品配料。此外，有些氨基酸也有甜味，如甘氨酸、丙氨酸、丝氨酸、赖氨酸、蛋氨酸、羟脯氨酸等。这些氨基酸是合成蛋白质的重要组分，对人体生长发育起着重要作用。

人工合成的甜味剂，不参与人体新陈代谢，甜度高，不产生热量，在食品加工中得到广泛的应用。如，甜蜜素、安赛蜜、阿斯巴甜、纽甜、三氯蔗糖。甜蜜素和安赛蜜甜味纯正、强烈、持续时间长，在食品加工中具有良好的稳定性，成为当前我国食品行业应用较多的甜味剂。

糖可以马上转化成热量，减轻压力、舒缓人的心情。中医认为甜味食物益气补血，可消除疲劳，解毒暖体，补充热量。但过多食用甜味食物可引起血糖升高、胆固醇增加、发胖、视力下降，并易导致糖尿病、龋齿、心脑血管疾病的发生。国外有研究表明，经常大量食用甜味食品易使细胞老化。过量摄入甜味食物，会影响体内酸碱平衡，可能导致缺乏维生素 B_1，从而引起神经炎、消化不良、食欲不振、胃部不适等症。

（3）**苦味食物** 苦味食物的味道多数是植物中化合物产生的。其含有的苦味配体天然化合物有生物碱、萜类、糖苷类和苦味肽类，还有胆汁、某些氨基酸、一些含氮有机物及某些无机盐类。生物碱类是由吡啶、四氢吡咯、喹啉、异喹啉或嘌呤等衍生物构成的含氮有机碱性物质，如奎宁、咖啡因、可可碱和茶碱。生物碱大多具有生理活性，具有提神醒脑的功效，并且能促进代谢。人工合成的苦味剂，有苯乙烯酸衍生物及其类似物、磷脂酸和蛋白磷脂酸复合物等。

单纯的苦味人们是不喜欢的，但当它与甜、酸或其他味感物质适当调配时，能起到丰富或改进食品风味的特殊作用。如苦瓜、莲子的苦味被人们视为美味，啤酒、咖啡、茶叶的苦味也广泛受到人们的欢迎。苦味虽不为多数人喜欢，而越来越多的"吃苦者"却甘之如饴。"先苦后甜""苦尽甘来""良药苦口利于病"，这些格言反映了人们对苦味的特殊认识。

苦味食品很多源于南方，南方气候燥热，而苦能够清热去火，人们在饮食上自然而然地选择了苦味食物。医学研究表明，苦味食品含有丰富的营养物质，能除燥利湿、通便利尿，有促进造血、清除体内有害物质以及防止衰老等功效。但是，食用过量的苦味食物，易导致消化不良、食欲不振、胃部不适等问题。

（4）**辣味食物** 食物中的辣味一般是由辣椒素或挥发性的硫化物提供的。研究显示，辣椒素具有优良的镇痛作用，还能提高新陈代谢速率，起到燃脂、减肥的功效。而大蒜、洋葱等食物中的辣味是由挥发性的硫化物产生的。这些硫化物有很强的杀菌消炎作用，可起到预防流感、促进新陈代谢等保健作用。

冬季湿冷、日照少、雾气大的地区是食辣的主要区域。医学上认为，辣味食物可以开胃、行滞化瘀。辣味食物可以使皮肤毛细血管扩张，促进血液循环。但过量食用，易导致大便干燥、口舌糜烂；患有眼病、胰腺炎、胃溃疡、肺结核、皮肤病、咽喉肿痛、牙痛、痔疮、高血压等病症的人若过食辣味食物则会加重病情。

（5）**咸味食物** 带咸味的食物一般含有较多的钠离子和钾离子。钠离子和钾离子的平衡对于维持身体渗透压和神经的正常工作有重要意义。咸味食物能软化体内酸性肿块，防止微量元素缺乏；能和脾胃、消宿食、助肾脏、坚筋骨、坚齿、明目、解毒。但过食咸味食物，则会引起高血压、心脑血管疾病、肾病和水肿等。

食盐是赋予食物咸味的重要化合物。食盐对人类的影响深远。它通过"咸味"刺激敏感的舌尖，勾起食欲，满足身体代谢对盐分的需求。鲜味也以适度的咸为基底。人对盐的需求，与所处的地域、气候、资源、饮食文化等关系极大。例如，北方人口味偏重，喜欢咸厚浓重；南方人口味偏淡，喜欢鲜淡清爽。盐对人体虽然不可少，但其数量却应有一定限度。成年人每天只要摄入 5～8g 的盐就可以满足生理机能的需要了，最多不要超过 10g。盐分摄入过多，会诱发高血压等病症。肾病患者必须吃无盐食品。

（6）**鲜味食物** 多数科学家认为鲜味是一种复合的味道。常见的蘑菇、鸡肉等含鲜味氨基酸较多,如谷氨酸、天冬氨酸、谷氨酰胺等。多吃一些天然鲜味丰富的食物,对于补充这些人体必需氨基酸非常有好处。不过需要注意的是,在烹调这些食物的时候就不必再加味精、鸡精等鲜味调味料。

有的食物天然就带有香味,这是由食物中的芳香类物质带来的。还有些食物在加热的时候会散发出香味,这是因为加热后蛋白质分解后产生了一些物质,比如核苷酸等。这些带香味的物质,能刺激胃液分泌,提高食欲。

民以食为天,五味尝人间。五味以均衡为好:来一点酸,少一点甜,尝一点苦,加一点辣,有一点咸。不能为了享受,偏食、偏好、偏嗜。万事过犹不及,膳食要讲究平衡。

20

做到安全科学地饮食

饮食安全影响着每个人的日常生活和健康。要做到科学安全地选择、安排饮食，保障人体健康，也非易事。一要认识不同食品的营养功能，并依据个人的身体状况，合理搭配、食用各种食品；二要了解食品中可能存在的不利于健康或会危害健康的因素，在选择、食用食品时，防止或回避这些因素的危害。在了解、认识这些问题的基础上，养成良好的饮食习惯，杜绝不良的饮食嗜好。

20.1　合理搭配饮食品种

各种食物有不同的营养价值。多样的食物、平衡的膳食模式是保持健康的需要。中国营养学会膳食指南专家委员会依据中国居民膳食营养素的参考摄入量、我国居民营养与健康状况、食物资源和饮食特点，综合考虑，设计出中国居民理想的膳食模式（见图 3-1）。其设计的基本原则是：食物要多样，以谷物为主。

（1）**食物要多样**　除了供 6 月龄内婴儿需要的母乳外，没有任何一种食物可以满足人体所需的能量及全部营养素。人类需要的基本食物分为五大类：谷薯类、蔬菜水果类、畜禽鱼蛋奶类、大豆坚果类和油脂类。不同类食物的营养素、有益的膳食成分的种类和含量不同。

不同营养素对人体起着不同的作用：糖类（包括单糖、低聚糖和淀粉等多糖）是人体主要的热量来源；蛋白质最主要的作用是促进生长发育和新陈代谢；脂肪既是人体组织的重要构成部分，又是提供热量的主要物质之一；水溶性膳食纤维可减缓消化速度和快速排泄胆固醇，促进体内有毒重金属的排出，非水溶性膳食纤维能够吸收食物中的有毒物质，减少消化道中细菌排出的毒素；水能够保持血量，疏通血管，输送营养排泄废物；维生素参与体内的各种代谢过程和生化反应途径，参与和促进蛋白质、脂肪、糖的合成利用；矿物质是构成机体组织和细胞内、外液的成分。谷物类食品富含碳水化合物、B族维生素，但缺乏蛋白质和维生素C、矿物质吸收率低、能供给较多热量。肉类富含优质的蛋白质和B族维生素，是较好的铁元素来源，但饱和脂肪酸、胆固醇含量高，几乎不含维生素C，矿物质的吸收率较低。果蔬类食品富含维生素C、矿物质、膳食纤维、胡萝卜素，但蛋白质、热量、脂肪含量较低。大豆类食品富含蛋白质、钙元素和不饱和脂肪，但缺乏维生素C、铁及其他矿物质。奶类食品富含钙、蛋白质、维生素A、维生素D，但是乳糖含量高、钙磷比高。这几类食品搭配，营养素种类齐全，使营养素摄入量符合人体需要。

日常生活中，每天的膳食应包括谷薯类、蔬菜水果类、畜禽鱼蛋奶类、大豆坚果类等食物。每人平均每天应摄入12种以上的食物，每周要达到25种以上。具体地说，谷类、薯类、杂豆类的食物平均每天应达到3种以上，每周达到5种以上；蔬菜、菌藻和水果类的食物平均每天应有4种以上，每周有10种以上；鱼、蛋、禽肉、畜肉类的食物平均每天应有3种以上，每周有5种以上；奶、大豆、坚果类的食物平均每天应有2种，每周有5种以上。

(2) **食物以谷物为主** 谷类食物含有丰富的碳水化合物，它是提供人体所需能量的最经济、最重要的食物来源，也是提供B族维生素、矿物质、膳食纤维和蛋白质的重要食物来源。谷类食物在保障儿童、青少年生长发育，维持人体健康方面发挥着重要作用。谷类食物所提供的能量要占膳食总能量的一半以上；一日三餐都要摄入充足的谷类食物。一般来说，成人每天摄入谷薯类食物要达到250～400g，其中全谷物和杂豆类50～150g，薯类50～100g。

全谷物是指未经精细化加工，保留了完整谷粒所具备的胚乳、胚芽、麸皮及其天然营养成分的谷物。全谷物富含维生素B、脂肪酸，营养丰富。杂豆类，除大豆之外还有红豆、绿豆、黑豆、花豆。薯类有马铃薯（土豆）、甘薯（番薯、山芋）、芋薯（芋头）、山药和木薯。杂豆和薯类中的营养物质以碳水化合物为主。薯类中碳水化合物含量25%左右，蛋白质、脂肪含量较低；薯类中的维生素 C 含量较谷类高，马铃薯中钾的含量非常丰富，甘薯中的胡萝卜素含量比谷类高。

以谷类食物为主食，是中国人平衡膳食模式的重要特征。谷类过度精加工会导致 B 族维生素、矿物质和膳食纤维流失。与精制谷物相比，全谷物及杂豆类可提供更多的 B 族维生素、矿物质、膳食纤维等营养成分及有益健康的植物化合物，全谷物、薯类和杂豆的血糖生成指数远低于精制米面。坚持谷类为主，特别是增加全谷物摄入，有利于降低 2 型糖尿病、心血管疾病、结（直）肠癌等与膳食相关的慢性病的发病风险，可减少体重增加的风险。增加全谷物和燕麦摄入具有改善血脂异常的作用。

在外就餐，点餐宜先点主食或蔬菜类，不能只点肉菜或酒水；就餐时，主食和菜肴同时上桌，不宜在用餐结束时才把主食端上桌，从而导致主食吃得很少或不吃主食的情况。

20.2　食品中可能存在哪些不安全因素

民以食为天，食以安为先。近几年来，食品中的有害物质导致的食物中毒事件屡屡发生，食品的安全问题引起了国家的高度重视。我国针对食品安全制定了十分完善的法规及标准，并要求有关单位严格执行（图 20-1）。

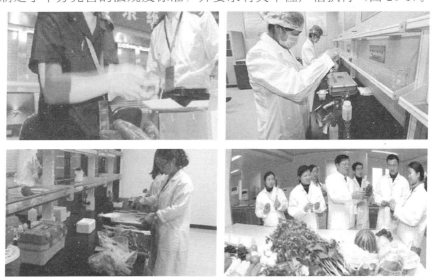

图 20-1　食品安全检查与食品检验

我国 2015 年发布的《中华人民共和国食品安全法》将食品安全定义为：食品无毒、无害，符合应有的营养要求，对人体健康不造成任何急性、亚急性或者慢性危害。

造成食品可能危害健康的因素很多，也很复杂，国家的监管存在诸多困难。完全靠国家的监管，保证每个消费者不受伤害是不现实的。因此，消费者要注意了解影响食品安全的因素，了解食品中可能含有的对健康有毒害的物质，在选择、购买、食用时，做正确的判断和取舍。

食品中可能存在的危害因素，包括生物性、化学性和物理性的危害因素。生物性因素主要是各种致病微生物（包括致病菌和病毒）；化学性因素包括农药残留、兽药残留、含有有毒金属元素、食品加工过程滥用食品添加剂等；物理性危害因素是生产或运输过程中带入的不可食用或有毒的物质，如泥沙、毛发、放射性物质等杂物。食品中有毒有害物质按照来源可分为天然有毒有害物质（食源性有害物质）、次生的有毒有害物质。

① 食品本身可能含有一些天然有毒有害物质。如果加工处理不当，没有完全清除，毒素残留太多，会造成食品营养品质下降，甚至危害健康、严重的可能导致死亡。

许多植物性食品和饲料中含有的蛋白酶抑制因子，就是食物中常见的危害健康的物质。大豆中的蛋白酶抑制剂会抑制生长，引起胰腺增大，干扰其他氨基酸的代谢。加热时蛋白酶抑制剂会分解破坏。因此，煮食豆制品，要"千炖豆腐万炖鱼"，煮的时间稍长一些，使其中含有的蛋白酶抑制剂完全分解破坏。粗制的棉籽油中含有有毒的棉酚，如果没有精制，食用含有棉酚的棉籽油会引起中毒。菜籽油、油炸食品中含有芥酸，芥酸的营养价值较低，且不易被消化吸收。动物实验表明，芥酸含量过高的菜籽油会引起心肌脂肪沉淀，有一定的毒性。采用适当的加工工艺，可以将油菜籽中的芥酸除去。果仁、豆类、青草、根类植物中含有含氰苷，苦杏仁、桃仁、木薯块茎中氰苷含量较多。含氰苷本身无毒，在有水的环境中，在含氰苷酶的作用下会分解生成氰氢酸（HCN）。氰氢酸可麻痹呼吸系统，妨碍组织代谢，破坏组织细胞。因此木薯不能生吃，食用木薯一定要经磨碎、浸泡、干燥等过程，除去或分解大部分含氰苷，并将其煮熟、蒸透。此外，不要吃苦杏仁、李子仁和桃仁。用杏仁做咸菜，要反复用水浸泡，充分加热。马铃薯储存不当会发芽，产生有毒物质龙葵素。食用时，要把芽和邻近的部分挖掉，煮熟后食用。一些植物如大黄等含有较多的草酸，摄入过量草酸，也会引起中毒。河豚（鱼）味道鲜美，但是体内的一些部位、器官中含有毒性很强的神经毒素——河豚毒，没有处理、烹调河豚的技术，绝不能去品尝。

② 食品在生产、加工、运输、销售以及存储各个环节都可能被污染，产生危害健康的因素。例如，农业生产中，农药化肥的不合理使用或滥用，会造成环境污染；化学农药在粮食和果蔬上未完全降解的残留物对人畜能造成直接的毒害作用。蔬菜中的化学农药残留超标，已成为近年来威胁人类健康的突出问题。有机磷农药残留超标的粮食和果蔬，会危及人体的神经系统和肝肾等重要器官，甚至引起急性中毒而致死。残留农药在人体内蓄积，会导致人体生理功能的变化，引起慢性中毒。有些农药具有致癌、致畸和致突变作用。食品中的兽药残留，可以通过食物链进入人体，对人类健康构成威胁。使用抗菌药物作为饲料添加剂，使病原微生物产生耐药性，会影响这些药物对人类疾病的治疗效果。一些有过敏反应的药物，通过食物链进入人体可诱发人类的过敏反应。性激素类药物可扰乱人体内源性性激素的平衡。

实验研究表明，果蔬上的超标农药用洗洁精、清水冲洗，或用开水烫也难以完全清除。为了防止果蔬中残留化学农药的危害，可以依据实际情况，采用适当的措施进行处理。带皮的果蔬，可以削去皮层，再用清水漂洗。清水浸泡洗涤，浸泡时间要不少于 30min；使用碱水浸泡洗涤，使大多数有机磷类杀虫剂迅速分解除去。加热烹饪后食用，使氨基甲酸酯类杀虫剂在高温下分解、除去。

食品在加工、运输、销售、存储等各个环节，若不注意安全问题，还可能发生寄生虫、微生物及其毒素的污染，如出血性大肠杆菌、沙门氏菌污染。

在食品加工过程中，有时要引入某种成分，可能由于用量、使用条件控制不好，会产生有毒有害物质。例如，肉制食品加工中会加入适量的食品添加剂亚硝酸盐，作为抗氧化剂、防腐剂，并能赋予食品较好的色香味，抑制毒梭菌的生长及其毒素的产生。但是过量的亚硝酸盐能使血液的载氧能力下降，导致高铁血红蛋白症。亚硝酸盐还可与次级胺类有机物结合形成亚硝胺，诱发消化系统癌变。蔬菜中的硝酸盐，在细菌的作用下可还原成亚硝酸盐。一些食品（如皮蛋、爆米花）在加工过程中，可能受到有毒重金属的污染。重金属盐进入人体排出缓慢，会导致慢性中毒，并形成远期的致癌、致畸、致突变作用。

含蛋白质的食品在高温或碱处理时，其中的赖氨酸易和胱氨酸、丝氨酸、磷酸丝氨酸或脱氢丙氨酸发生交联，生成赖丙氨酸。赖丙氨酸会降低食物的营养价值，引起肾脏病变，抑制人体中某些酶的合成。

在烧烤食物时，肉中的脂肪滴在炭火上，会产生苯并芘并吸附在肉的表面上，轻微烧焦的部位苯并芘含量尤多。如果经常食用被苯并芘污染的烧烤食品，致癌物质会在体内蓄积，有诱发胃癌、肠癌的风险。烧烤食物中还存在亚硝胺。肉串在烤制前的腌制时间过长，就容易产生亚硝胺。一些油炸和烧烤的淀粉类食品（如薯片、薯条）中含有丙烯酰胺。丙烯酰胺是具有中等毒性的蓄积性神经毒素，可通过未破损的皮肤、黏膜、肺和消化道吸收入人体，分布于体液中。油脂在 200℃ 以上高温中长时间加热，易引起热氧化、热聚合、热分解和水解等多种反应，使油脂起泡、发烟、变色，不仅营养价值降低，还可能产生一些有害健康的物质（如油脂聚体、环状有机化合物等）。这些成分转移到人体的有关组织中，会与各种酶形成共聚物，阻碍酶的作用。油加热的温度一般应不超过 190℃，时间应不大于 60s。

食物保存不当，会受到霉菌污染，有些霉菌分泌的物质有很强的毒害作用。霉变的花生、玉米等谷物中含有黄曲霉产生的毒素——黄曲霉毒素。黄曲霉毒素毒性极强，能危害肝脏，致突变、致癌。黄曲霉毒素于 1993 年被世界卫生组织（WHO）癌症研究机构划定为天然存在的致癌物。一旦发生中毒，会出现体重减轻、生长障碍、肝脏亚急性或慢性损伤、诱发肝癌。花生、玉米等谷物的储存，要注意防霉，如果发生霉变不能食用，要剔除。

③ 一些不法的食品生产、销售人员为了增加食品的口感、色泽，延长保质期等，会向食品中加入一些非法添加剂，或过量使用食品添加剂，也会引起毒害作用。20 世纪人们发现激素后，由于激素类生长促进剂可提高畜禽的饲料转化率，使畜禽增重，在畜牧业上被广泛使用。但是，这些激素残留在畜禽肉中不利于人体的健康，可能引起生长发育和代谢的紊乱，如发生性征变化、性早熟，严重的可引起乳腺癌、卵巢癌等疾病。

肉制品中激素残留主要来源于饲养过程中在饲料中添加的药物或在加工储藏过程添加的药物。例如饲料中添加瘦肉精（盐酸克仑特罗），能够改变动物体内的代谢途径，促进肌肉特别是骨骼肌中蛋白质的合成，抑制脂肪的合成，可明显促进动物生长，增加瘦肉率。但残留在肉制品中的瘦肉精，能使人体中毒，引起多种病变。有些畜禽和水产养殖户将人工合成的雌激素己烯雌酚添加到动物饲料中，促使动物快速成长，提高饲料转化率。如将己烯雌酚添加到奶牛的饲料里，可增加奶牛产奶量。己烯雌酚及其代谢产物不能被动物完全消化吸收，会在动物肝脏、肌肉、蛋、奶中残留，并通过食物链危害人体健康，可能引起人体内遗传物质的改变，发生基因突变而诱发癌症。儿童食用残留己烯雌酚的食物，会导致性早熟。一些豆芽生产者为缩短豆芽的生产周期和产量，在生产过程中会添加大量含有植物激素的无根剂。长期过量摄入无根剂，有可能导致儿童早熟、生育障碍、过早衰老、癌症等疾病的发生。

我国农业农村部已经规定，禁止所有激素类及有激素类作用的物质作为动物促进生长剂使用。

此外，使用工业用着色剂、染色剂苏丹红4号饲养鸭子生出红心鸭蛋、在牛奶中添加工业用原料三聚氰胺提高含氮量、将化工原料甲醛用于水产品防腐、将工业双氧水用于食品漂白等事件也都是人们熟悉的典型例子。一些不法商家，为了使劣质的肉吃起来口感细嫩，会过量添加"嫩肉粉"。嫩肉粉中一般都含有亚硝酸盐，如果过多食用这种用嫩肉粉腌制的肉串，就容易引起亚硝酸盐中毒。

由食品包装材料将有毒有害物质引入食物，也是需要引起注意的问题。纸质包装材料中可能含重金属化合物、多氯联苯及微量的二噁英、荧光增白剂。塑料包装材料中的有害单体、低聚物和添加剂（增塑剂等）也会对人体造成一定的伤害。一些塑料袋、一次性饭盒、农用薄膜塑料中含有邻苯二甲酸二辛酯（DOP）等增塑剂，它可以溶解在油脂中，也会在使用过程中缓慢释放出来，干扰人体正常的内分泌功能，影响机体泌尿生殖器发育，引起一系列不良的后果。在日用陶瓷包装材料中如果含有重金属盐（如铅盐），溶出量超标会对身体造成毒害。金属包装材料中涂覆的保护涂层，也可能含有双酚A及其衍生物、三聚氰胺及其衍生物等有毒有害物质，这些都要引起我们的注意。

随着我国食品安全管理的加强，人们食品安全观念的加强，食品安全知识的普及，食品安全问题的严峻形势正在日益改善。

21
如何看待转基因食品

转基因食品有害吗？该反对还是支持在作物育种、栽培中运用基因工程技术？

转基因是一个复杂的领域，其中有很多值得讨论的议题。不仅是普通公民，行业内的科学家对这个问题也存在一定的困惑。转基因食品的生产、食用关系到每个人的健康，因此，人们都希望尽可能对转基因工程在农作物栽培中的应用、转基因食品的食用安全问题多做些了解，能在转基因食品的购买、食用上权衡利弊、主动选择。

当今，信息传播十分快捷，各种媒体不时出现引用不同事实和数据对转基因食品的生产、食用问题做分析讨论的文章、报道。其中有些面向大众的、有代表性的资料，可供我们阅读思考。例如，上海生命科学研究院廖侃教授于 2018 年 11 月在杭州的演讲；2014 年 12 月美国辩论组织"智能平方"（Intelligence Squared）在纽约举办的"我们是否应该支持转基因食品"；2014 年 5 月世界卫生组织"关于转基因食品的常见问题"的论述，都值得我们阅读参考。

阅读这些资料，可以了解转基因技术在农作物生产，满足人们基本生活需要方面的作用；了解人们对转基因食品生产和食用安全问题的各种看法和所持的态度；认识随着科技的发展、社会的进步，人们对转基因技术看法的变化，转基因技术发展的趋势。

21.1 转基因技术和转基因食品

我们知道，基因是控制生物性状的基本遗传单位。20 世纪 50 年代以后，随着分子遗传学的发展，DNA 双螺旋结构的发现，科学家认识到基因是具有遗传效应的 DNA 片段（后来发现基因不仅仅存在于 DNA 上，还存在于 RNA 上）。每个 DNA 分子上有多个基因，每个基因含有成百上千个脱氧核苷酸。不同的具有遗传效应的 DNA 片段中，脱氧核糖核苷酸的排列顺序（碱基序列）不同，含有不同的遗传信息。

基因有两个特点，一是能忠实地复制自己，以保持生命的基本特征；二是在繁衍后代时，基因能够变异和"突变"，受精卵或母体受到环境的影响，后代的基因组会发生有害缺陷或突变。各种生物体有自己独特的基因。在正常的条件下，生命会在遗传的基础上发生正常的变异，但物种的生物特性，仍然会代代相传。基因发生有害缺陷或突变产生的疾病，在特定的环境下可能遗传，产生遗传病。物种生物性状的改变，一定是基因发生了某种改变的结果。

自然物种经过人工培育、驯化变成人类种植的作物和饲养的禽畜，都是自然物种中基因的变化形成的。基因的变化，可以有几种方式。例如，自然物种经过人类的选择和驯化而来（如野生水稻成为水稻）；自然界的两个品种自然杂交形成的（如由橘、柚自然杂交形成橙、柑）；自然界中原有品种发生自然突变产生的（如麻鸭突变形成白鸭）。这些物种的形成往往要经过很长时间，而且形成的偶然性很大。为了加快物种进化的速度，产生了目的性的人工干预的手段和方法，改变物种的基因。例如，人工杂交育种［如果树嫁接（图 21-1）、人工杂交水稻］、人工诱导产生的基因突变（如太空射线辐射育种）、改变（替换）原有物种基因或加入一个原来没有的基因、改变原基因的某一段序列。20 世纪 70 年代前，这些手段和方法只是在同类物种或近缘物种之间进行。

20 世纪 70 年代后，科学家开始尝试把两个不同类的物种的基因进行替换或重组，使物种获得更大的变化，逐渐发展形成转基因技术。例如发现两株水稻 A、B，A 抗虫，

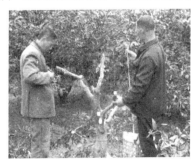

图 21-1　果树嫁接

B高产。我们需要既要抗虫，又要高产的水稻，可以用常规的人工杂交方法，把A、B两株水稻杂交，得到抗虫基因和高产基因合并的一株既抗虫又高产的水稻。而转基因技术则是把高产的基因从某株水稻上切下来，插到抗虫的那株水稻的基因上，完成基因的改造。如果在A水稻里没找到抗虫基因，却在细菌里找到了抗虫基因，传统的杂交方法就无法实现两种基因的合并。但是，利用转基因技术就可以将细菌里的抗虫基因挑出来，重组到水稻里。转基因技术可以让基因在物种间转换，突破生物自然界的界限。

转基因技术是通过非自然交配或非自然重组的方式，改变生物体（即植物、动物或微生物）遗传物质的技术。转基因技术也称"现代生物技术"或"基因技术"，有时也称为"重组DNA技术"或"基因工程"。通过这种技术可将选定的个体基因由一个生物体转移到另一个生物体，也可在不相关的物种之间进行转移，得到转基因生物。简单地说，转基因生物就是运用转基因技术培育的生物。使用转基因生物生产的食品，称为转基因食品。

目前，转基因生物主要是转基因植物。使用转基因技术培育转基因动物十分困难，同时由于动物和人之间有人畜共患的疾病，所以对动物转基因研究的管理更为严格。动物转基因形成商品的只有美国的三文鱼。我国曾经研究过转基因鲫鱼，但没有得到推广和应用。

经过最近几十年的发展，转基因技术已经有了许多不同的类型。例如：

① 用其他生物中的同工酶基因替换作物现有的酶，使得作物获得某种特性。如转基因大豆就是使用这种技术。世界大豆消费量的迅速增长，促进了大豆的大规模种植。但是，大规模的种植，又不可能靠人工除草。不除草，大豆产量很低，因此除草剂应运而生。草甘膦是常用的除草剂，它能抑制植物体中合成芳香族氨基酸酶的作用，使之不能合成芳香族氨基酸，抑制了蛋白质合成，使杂草新生芽枯死（图21-2）。人体不能合成芳香族氨基酸，没有相应的酶，因此，草甘膦对于人的毒性非常低，被认为是安全的。但草甘膦抑制蛋白质的合成，会严重影响大豆产量。科学家在土壤根瘤杆菌中发现了一种对草甘膦不敏感的芳香族氨基酸酶（EPSP合酶）。这种土壤根瘤杆菌及其含有的蛋白质对人体无害。科学家把土壤根瘤杆菌的基因转移到大豆植物中，生产出不受草甘膦影响的转基因大豆。我国进口的大豆，大都是转基因大豆。许多大豆制品包括大豆油，也都是转基因大豆制成的。转基因大豆生产了20多年，到目前为止，还没有发现安全问题。

② 把其他生物中特有的基因导入到作物中，使其获得新的特性。例如，一种玉米害虫的致病菌，能在害虫肠道细胞中生成有毒蛋白，使害虫死去。

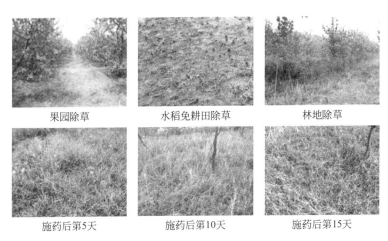

| 果园除草 | 水稻免耕田除草 | 林地除草 |

| 施药后第5天 | 施药后第10天 | 施药后第15天 |

图 21-2　草甘膦除草剂的使用效果

在这种有毒蛋白中提取出抗虫基因，植入到玉米的基因中，使玉米中也能产生这种有毒蛋白，害虫吃了玉米叶以后也会死去。用转基因技术就得到了抗虫的玉米品种，这种玉米可以不用农药或少用农药。抗虫玉米产生的有毒蛋白，已经被证明对人无害、只对害虫有毒。这种害虫致病菌是土壤里原来就有的，人类长期接触这些害虫致病菌的实验也已证明它对人无害。这种抗虫玉米在多个国家获准种植，范围很广，美国也是主要种植国家之一，其种植的 $80\%\sim90\%$ 是抗虫玉米。美国大部分转基因玉米用来做饲料。

用转基因技术培育的抗虫作物，改变了传统只能使用化学方法（使用农药）、生物学方法（利用捕食性昆虫、青蛙、害虫致病菌）防治害虫的局面。不用或少用农药，减少了农药残留的公害；加快了消灭害虫的速度，减少了害虫造成的损失。

③ 把其他生物中的代谢酶基因导入到作物中，使作物也具有某种代谢作用。如在白色大米的基因中植入胡萝卜基因，稻子能够合成胡萝卜素，使大米带有胡萝卜的颜色，变成了橙黄色，得到"黄金大米"（图 21-3）。"黄金大米"在美国完成了动物实验和人体实验，被认为是一种安全的食品。

④ 抑制某种作物基因表达，使它失去原有的功能（如反义 RNA 抗软化番茄）；运用基因编辑技术定向改变 DNA 序列，利用 RNA 干扰

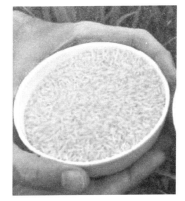

图 21-3　"黄金大米"

技术，改造动物基因。

转基因技术解决了物种间不能杂交的问题，也解决了杂交育种中优良性状难以整合、而不良性状又难以分离的技术难点，使得所有生物中的基因都可以被用于提高农作物的产量和品性。

20 世纪 50 年代以后发展起来的"突变＋杂交"育种技术，曾使育种技术产生了一个飞跃，培育了大量的优良品种，达到了一个高峰。人类依靠"化肥＋良种"，造就了 20 世纪后半叶的绿色革命。随着人口的增长，社会经济的发展，人们对食品数量和质量的要求越来越高。传统人工育种技术已经难以快速提供更多更好的作物品种。1950 年全世界人口 25 亿，生产 6.3亿吨粮食。2015 年中国有 13.6 亿人口，人口数量是 20 世纪 50 年代世界人口的 1/2，生产了 6 亿吨的粮食，6 亿吨粮食现在只能养活一半的人。由于人们生活水平的提高，肉食在饮食结构中的占比提高，很多粮食用来做饲料。粮食与肉类之间的换算关系是，1 斤（1 斤＝500g）鸡肉需要 2 斤粮食饲料，1 斤猪肉需要 5 斤粮食饲料，1 斤牛肉则需要 8 斤粮食饲料。想要多吃肉，要更大量生产粮食。人口越来越多，要越吃越好，转基因技术自然成为解决问题的重要手段，成为必然的趋势。

21.2　从一场转基因食品辩论得到的启示

参与 2014 年"智能平方"组织的"我们是否应该支持转基因食品"辩论的正反双方，都是各自阵营里能进行冷静分析、据理辩论的人物。从这场高级别的辩论中，我们可以得到一些有关转基因食品生产和安全问题的有益启示。

辩论正反方的辩手各两位。辩论分个人陈述、自由辩论、听众答疑、辩论总结 4 个环节。辩论有听众参加，听众可以在两方辩论之前和辩论后，两次投票表示自己支持哪一方。辩论能使更多听众改变原来观点的一方为胜。

辩论正方是 2013 年世界粮食奖得主、孟山都首席技术官 Robert Fraley、加州大学戴维斯分校基因组与生物技术研究员 Alison Van Eenenam；反方是华盛顿州立大学可持续农业与自然资源中心教授 Charles Benbrook，科学政策咨询员、忧思科学家联盟前成员 Margaret Mellon。

人们改变业已形成的观点并不容易。在这场辩论中，有近一半的观众因为辩论而改变了看法。开场 30％的反对派中，9％转为支持；32％的支持派中，2％转为了反对；开场有 38％的听众未决定支持哪一方，辩论后其中 22％转为支持、10％转为反对。

辩论双方提出的主要观点，简单介绍如下。

[反方] 转基因技术会让人们忽略传统育种在解决粮食生产安全问题的巨大贡献。

转基因技术盛名之下其实难副。许多看来很有前景的技术一直在研发中，只看到了少数几个有用的产品，没有出现什么产品能改变整个农业的面貌。

支持转基因的证据大多来自早期利用转基因技术取得的一些好处，但随后发生的害虫与病毒抗药性的增强，会让这些好处难以长期维持。

转基因技术增加了除草剂的使用量，也许会危害人类健康。这一技术的问题可能在现在的时间尺度下还不明显。现有安全措施没有考虑转基因技术快速发展、更新换代可能带来的新问题，许多批评者提出的运用转基因技术必须采取的安全措施，至今仍然有很多没有实现。

[正方] 转基因技术到来的许多益处已经在下列各方面显示出来：植物疾病和害虫的防治有了进步，肥料使用、杀虫剂使用大大减少，对环境产生了有益的影响；农业生产力得到提高，免耕土地面积增加。转基因技术潜力巨大，能够解决粮食安全相关的种种问题。

转基因技术是在传统育种的基础上完成的，不应把转基因和传统育种对立起来。病毒、害虫的抗药性对于任何技术而言都存在，传统的除草剂、杀虫剂的使用也一样。每一种生产系统都有权衡利弊的问题，我们要做的是保留得到的好处，排除可能产生的问题，不应该把技术整个抛弃。我们不能因为抗生素会引起细菌、病毒的抗药性，就不再研发新的抗生素，转基因技术也如此。

20 年来的广泛研究和许多实践经验还没有发现转基因技术对人或动物有危害的实例；也没有可靠的理论认为这项技术会对人或者动物的健康带来新的未知危害。广泛的科学共识认为这项技术是安全的。包括美国国家科学院、美国科学促进会、英国皇家学会等诸多组织都持这一立场。转基因技术不是圣杯，是重要的工具。转基因技术还不是完美的，需要规范，需要被合理地应用。

转基因技术也不是我们需要研究和使用的唯一技术。我们需要继续研究植物育种技术，还要继续在新的领域，比如精细农业、有机农业技术和其他工具上，进行研究。

辩论双方在发言中引用了各种证据和理由支持自己的观点。

[反方] 要应对喂饱世界上饥饿人群这一问题的挑战，靠的不是任何形式的生产技术。修路，提高收入，改变女性角色，让人们决定他们自己想种什么、帮他们耕种，等等，都是我们可以做的。

早在遗传工程出现之前，传统育种家和农学家就能在玉米和大豆上实现每年增产 1%～2%。而生物技术时代到来之后，我们还是每年增产 1%～2%。就算不使用遗传工程，我们未来也能得到这个级别的增长。传统育种和农业生态学，要远比转基因更加强大。

遗传工程并没有真的生产出我们所需的具有有益性状的作物。人们已经用了 30 年的时间和数十亿美元研究转基因技术，和当初的愿景比较，这项技术取得的成绩非常令人失望。转基因技术的预期目标，比如培育可以自行固氮的植物、抗旱作物、营养增强型作物，目前都还没有实现。转基因技术在早期确实有效，但是出现了越来越多抗除草剂的杂草，使得农民要使用更多的除草剂。

转基因技术对环境的影响，对水生生态系统的影响，对农业成本的影响，都缺乏考虑和应对措施。一系列不断改良产品的基因技术，把很多性状叠加在同一品种的作物里，可能产生令人担忧的问题。例如，豪华型转基因玉米，表达了八个不同的性状，里面有六种不同的 Bt 蛋白（一种对昆虫有毒的内毒蛋白，对人无害，是已经使用了 50 多年的绿色有机杀虫剂）用来控制害虫，还有两个基因分别负责抵抗草甘膦和草铵膦除草剂。八种性状混合在一种作物里，不能不引起人们的担忧。

转基因技术和农业革命已经变成了一场和杂草的军备竞赛。在这场竞赛中唯一可以利用的武器只有除草剂。抗除草剂杂草的增多，使除草剂的需求大大提高。1996 年以来，因为种植 Bt 玉米和棉花，虽然杀虫剂的使用减少了 1 亿磅（1 磅=1lb=0.45kg），但是除草剂增加了 6 亿～7 亿磅。农药既包括除草剂也包括杀虫剂。从这一数据怎么可能得出农药使用得到减少的结论？1995 年转基因革命之前，美国农业系统每年使用的草甘膦是 2700 万吨。10 年之后，这个数字上升到 1.57 亿吨。2014 年，美国农业部（USDA）数据清楚地表明，使用的草甘膦达到 2.3 亿吨。美国大约有 3 亿英亩（1 英亩 =1acre=4046.86m^2）农田，如果这些草甘膦遍布全美国，大约每英亩农田就会使用 2/3 磅草甘膦。这将使我们的血液、头发中都会有草甘膦。即使草甘膦被普遍认为是相对安全的农药，我们还是有理由担忧。

自 10 年前起就逐年增长的除草剂用量，这一情况每年都在不断恶化。

随着种植了越来越多的转基因植物，需要的除草剂也越来越多。以前，用耕田和喷洒某些除草剂（如草甘膦）除草。1996 年遗传工程制造的抗除草剂作物上市了，它们可以耐受草甘膦。农民可以播撒广谱除草剂而不伤及玉米。2000 年，出现了抗草甘膦的杂草。2004 年有了 6～8 种不同的严重抗性杂草。美国东南地区很多棉花田都有 3～4 种不同的抗草甘膦杂草。东南地区已经有不少棉花农民放弃棉花了，他们对付不了杂草。中西部也一直在担忧同样的命运会降临。中西部是我们主要的玉米和大豆产区。玉米和大豆是美国粮食系统的骨干，如果中西部出现了抗性杂草，这会是严重的全国性问题。

此外，在我们拥有抗除草剂的几十年里，我们看到帝王斑蝶的数量减少了 80％以上。因为草甘膦杀死了帝王斑蝶的唯一食物（马利筋）。我们还看到了草甘膦使蜜蜂找不到回巢的路。基因工程技术依然有安全隐患，特别是它的长远影响。美国癌症协会指出过，目前的产品是安全的，但是长期的忧虑仍然存在。

［正方］转基因技术是一种育种工具，一种具有多种用途的工具。喂饱全世界的人口，是我们需要面对的巨大挑战。我们需要提高生产力，提高农业生产效率，减少浪费，保护庄稼，提供储藏技术，改变食谱。我们要在 36 年内让粮食产量翻倍，这是一个艰巨的任务，没有简单的解决方案。我们需要动用我们手头全部的工具。

将转基因技术与其他育种方法相结合，就能用遗传工程直接保护牲畜免受疾病，减少动物疾病，减少抗生素的使用。用胰岛素治疗糖尿病是一项常规治疗方法，但是胰岛素是第一个转基因产品，今天全美最畅销的 6 种药物都是基于转基因技术制造的。第一个批准用于食品用途的转基因产品是凝乳酶。凝乳酶是一种用于制造奶酪的酶。今天，90％的奶酪是基于转基因制造的，并且采用了更加安全有效的技术。夏威夷大学和康奈尔大学的研究员研究出了抗病毒的木瓜，拯救了整个夏威夷的木瓜行业。抗旱玉米，抗病毒西葫芦，不会变色的苹果和低丙烯酰胺土豆，以及让油料作物生产出营养价值更高的油，这些应用都不需要使用任何化学农药。一些研究者致力于研究抗柑橘黄龙病的橙子，期望能扭转黄龙病对佛罗里达橙业造成的毁灭性打击。在我们身处的纽约，研究人员利用一种小麦基因来研制可以抵抗栗疫病的转基因美洲栗树。如果这项技术得到批准，可以通过非盈利项目传播这一树种，就可以恢复美国东部森林里的栗树。有很多公众资助的研究团体，致力于研发各种转基因抗病植物，包括苹果、香蕉、木薯、豇豆、茄子、葡萄、土豆、大米、番薯。其中有些主粮是贫困地区人口的必备营养来源。提高木薯产量可以提高非洲家庭收入，帮助贫困农民脱离贫困。纽约城市大学的研究人员同一个国际联合组织合作研发抗非洲昏睡病的牲畜（这种疾病每年造成上千人以及 300 万牲畜的死亡）。全球还有几十项应用在其他方面的转基因技术和试验研究——高氮效率、耐洪涝的水稻，抗旱小麦，还有木薯生物营养促进计划。

大部分商业化的转基因作物能够抗虫、抗除草剂，并且已被全球 1800 万农民采用，其中的 1650 万是来自发展中国家的农民。德国的一组科学家发表了一篇针对 147 项独立研究的综合分析报告，指出转基因作物对发展中国家具有更重大的意义。在发展中国家，转基因技术使得杀虫剂的使用量平均减少 37%，农作物产量平均增加 22%，农民收益平均提高 68%。转基因植物研究的商业产品被用于帮助农民抵御害虫和杂草，杀虫剂的用量大大减少，而作物的实际产量增长了。传统非转基因农业则需要毒性很高的农药。以百草枯为代表的剧毒除草剂每年都有大量农民误服和使用时中毒的案例，相关的自杀和谋杀案件也十分常见。以前人们用犁地、翻土的方法除草。耐受除草剂植物的培育，使得农民可以用更加安全、环保的化学制品来取代原先的使用的产品，省去了犁地工作，节省能源，减少碳排放，减少土壤侵蚀。在全球已有 27 个国家 1800 万农民在种植转基因作物。

抗草甘膦作物让农民可以自由使用草甘膦，用更安全、对环境更友好的办法控制杂草，不再需要犁田。草甘膦能控制好几百种的杂草。在美国，有 12 种杂草有了抗性，但它依然能控制好几百种杂草。草甘膦的毒性极低，在美国环保署四级毒物分类法中仅列第三，仅有的几例致死记录都是在刻意超量口服的情况下发生的。采用抗草甘膦作物以来，美国的免耕面积翻了一倍还多。

有史以来，人们就一直在基因层面改变和选择作物。无论是用传统的育种方式，还是用基因工程。无论是现代的玉米、西红柿，或者桃子还是大豆，我们一直在改变它们的基因。花在传统育种上的资金正好是生物技术上的两倍。通过生物工程，可以更加精确地改变基因，实现一次只改变一个基因。植物育种，特别是在分子生物学的帮助下，拥有广阔的前景。小麦一般都是由公众育种者完成的，使用传统的选育法，不容易达成某些特定的目标，比如高效地选择出抗病能力。把二者结合起来会是十分有益的事情。

基因技术高度规范，受政府机构的管制，全世界进口转基因作物的 40 个国家，也都是在研究之后批准的。2013 年意大利公共研究机构的科学家独立完成的综述文章，总结了过去 10 年内发表的超过 1700 份关于转基因作物安全性的科学报告。研究得到的结论是：目前没有任何科学研究发现了与转基因作物直接相关的显著危险。许多科学家认为"转基因食品的安全性至少和传统食品相当"。美国科学促进会 2012 年发表声明，认为科学证据十分明确地告诉我们，现代生物技术和分子生物学手段用于改良作物是安全的。

没有转基因作物，农民需要大幅度提升除草剂和杀虫剂用量。我们预计施加到环境中的除草剂和杀虫剂每年将会增加 1 亿磅。转基因作物可以提高产量，没有了它们，我们需要额外的 1.2 亿英亩土地来维持现状。耕地压力意味着更多湿地会被抽干，更多的森林会被砍伐。考虑到我们的饮食结构，我们还需要更多牧场。没有转基因技术，会加剧气候变化，我们需要生产更多的化学品，需要拖拉机犁地，将会增加 2600 万辆新汽车，会释放更多的温室气体，食品价格也会提高，每个家庭每年需要多花费 3000 美金。

21.3 使用草甘膦存在风险吗

草甘膦是一种有机磷化合物，是内吸型除草剂的主要成分。人们大多直接用"草甘膦"来称呼这类除草剂。草甘膦难溶于水，而它的盐易溶于水，草甘膦盐有钾盐、钠盐、铵盐、异丙胺盐等。绿色植物通过茎叶吸收草甘膦，传递到全株，它能抑制植物内部有关酶的活性，从而抑制氨基酸的代谢，使氨基酸合成受阻，干扰植物体的蛋白质合成，导致植物死亡。种植抗草甘膦转基因作物的农田使用草甘膦，对作物不会起作用，作物能正常生长，但杂草可以被清除。因此，在种植抗草甘膦转基因作物的农田可以使用草甘膦防草、除草，可采用免耕种植。草甘膦是目前利用率最高的一种除草剂。全球使用的除草剂，85％以上是草甘膦。它在 130 个国家注册，被批准用于 100 多种作物。草甘膦不仅被用作转基因玉米和大豆的除草剂，还被用作干燥剂喷洒在燕麦等谷物上，使之能均匀快速干燥。但是草甘膦的大量使用也引起了一些问题，使用草甘膦的风险也引起人们的忧虑。在转基因作物栽培的争论中，对草甘膦使用利弊的争论，也是一个重要方面。

相关研究表明，草甘膦对人也有一定的毒害作用。皮肤接触草甘膦以后，有明显的皮肤腐蚀现象，包括起红斑、溃烂、瘙痒等。如果经口误服了草甘膦，会造成口腔黏膜的腐蚀、溃烂，以及消化道黏膜的破坏，会引起腹痛、腹泻、呕吐以及便血等现象；对血液系统也有影响，会引起血压下降、贫血等症状。经肺吸入草甘膦后，会出现刺激呼吸道的症状，有咳嗽、气短、呼吸困难等情况，甚至会导致吸入性肺炎的发生；对神经系统的影响主要是出现头疼、头晕、乏力、视物模糊等症状。安全使用草甘膦，防止误服，是非常重要的。但是，与 2014 年已停止生产、使用的农药百草枯相比，草甘膦对人的毒性要小得多，对环境的危害也不大。

2015 年年初世界卫生组织下属的国际癌症研究机构（IARC）官方网站发布的报告称，从 2001 年以来，该机构对美国、加拿大和瑞典的情况进行了调查，有足够的证据显示，孟山都公司的农药草甘膦（商品名"农达"）可能会引发淋巴腺癌和肺癌。2015 年 11 月 15 日，欧盟食品安全局（EFSA）公布的一项评估报告显示，农药草甘膦"可能不会致癌"。随后由路透社以及《福布斯》新闻发现，国际癌症研究机构对于草甘膦的初版报告与发布的报告存在人为修改的情况，刻意排除许多对草甘膦有利的实验结论，而放大了对草甘膦不利的实验结论。2016 年 5 月 13 日，国际癌症研究机构的上级领导机构——世界卫生组织（WHO）在日内瓦总部与联合国粮农组织（FAO）召开联合会议，在重新评估的基础上得出结论：草甘膦不大可能致癌。2017 年 3 月 15 日，欧洲化学品管理局（ECHA）风险评估委员会（RAC）正式确认草甘膦为非致癌物。2018 年 7 月，一起起诉孟山都"农达"产品的草甘膦致癌案在美国旧金山法院开庭，在漫长的庭审过程中，孟山都一直认为草甘膦除草剂"农达"是安全的，与癌症无关。历经了一个月的审讯，8 月，法庭最终判定孟山都公司对非霍奇金淋巴瘤患者韦恩·约翰逊负责，并向他支付 2.89 亿美元赔偿金。2019 年 4 月 20 日，美国国家环境保护局（EPA）再度发布声明称：草甘膦不是致癌物，当前注册的草甘膦产品不会对公众健康产生风险。

目前，不同的国家对草甘膦的使用有不同的态度，有的明令禁止，有的允许生产使用。不少国家对草甘膦的使用，都非常慎重。

我国以往使用较多的除草剂是百草枯，由于它的毒性极强，现在已彻底停止生产使用。现有的其他除草剂如草铵膦、敌草快已经无法满足使用需求，而草甘膦的性价比高，在对它的利弊评估尚未有明确结论的情况下，还需要使用、发展。市场上草甘膦产品有粉剂、颗粒剂、水剂等。我国农业农村部提供的试验数据表明几种草甘膦盐的除草活性次序为：草甘膦钾盐＞草甘膦异丙胺盐＞草甘膦铵盐＞草甘膦钠盐。

据美国联邦公报 2019 年 6 月 26 日发布的消息，2019 年 5 月 6 日，美国国家环境保护局发布了一份关于草甘膦的临时注册审查决定可用性的通知，通知将意见征求期延长了 60 天，从 2019 年 7 月 5 日至 2019 年 9 月 3 日。

对草甘膦使用危害的研究、评估的争论还会存在，人们对事物利弊的认识和权衡需要一个长期的过程。

21.4　世界卫生组织对转基因食品安全性问题的回应

世界卫生组织（以下简称世卫组织）于 2014 年 5 月拟定了《关于转基因食品的常见问题》的文件。该文件解答了世卫组织一些会员国政府就转基因食品的性质和安全提出的问题和关注。世卫组织在其网站的食品安全专栏中，公布了该文件。

世卫组织、粮农组织和其他国际机构密切配合，从保护公众健康角度持续对转基因食品的安全问题给予关注，积极开展、改进对转基因食品的评价工作。世卫组织同粮农组织一道就评价转基因食品问题召集了若干专家磋商会议，向食品法典委员会提供了技术建议。这些建议已被纳入关于转基因食品安全性评估的法典指南。在保护公众健康、增加食品的营养成分、降低转基因食品的致敏性、保证粮食生产的有效性方面做出了努力。

世界卫生组织提出，对于转基因食品安全性的评估要关注下列问题：①对健康可能产生的直接影响（是否有毒性）；②引起人体过敏反应的可能性；③是否含有赋予食品某种营养特性或毒性的特定组分；④所插入的基因的稳定性；⑤与基因改良有关的影响食品营养的因素；⑥由于插入基因产生的非期望的影响。

此外，世界卫生组织提出了应该关注转基因食品对人类健康影响的三个主要问题：①引起过敏反应的可能性——原则上，不鼓励将基因从通常过敏性生物转移到非过敏性生物，除非能证明被转移基因的蛋白产物不会诱发过敏反应。②基因从转基因食品转移到人体细胞或胃肠道的细菌时，被转移的遗传物质对人类健康是否会产生不良影响。③把转基因植物的基因迁入传统作物或相关的野生物种，或者用常规种子衍生的作物与转基因作物杂交，可能对食品安全和粮食保障产生的间接影响。

世卫组织认为不同的转基因生物采用不同方式插入各种基因，因此对转基因食品及其安全性的评估，应该逐个进行，不可能就所有转基因食品的安全性发表总体声明。要以食品法典委员会制定的原则为基础，进行安全性评估，并做上市销售后的监测。

世卫组织还在文件中指出，目前在国际市场上可获得的转基因食品已通过安全性评估并且可能不会对人类健康产生威胁。在此类食品获得批准的国家里，普通大众对这些食品的消费未显示对人类健康的影响。

转基因技术的出现和运用，是农业技术发展的一个阶段。转基因食品的出现和食用，已经是所有人难以回避的问题。以大豆为例，我国每年需求9000万吨，需要从巴西、美国、阿根廷进口大豆8000多万吨，这些基本上都是转基因大豆。

转基因技术是对自然的人为干预，有可能产生难以预见的后果。不能认为转基因发生风险的概率为零。但是，难以预见不等于一定能产生巨大的危害。我们只能尽量通过实验，寻找可能出现的风险，用事实证明哪些风险不会发生，哪些风险可以得到控制。转基因技术也并非是农业发展和改进的灵丹妙药，转基因育种也并不一定比传统方式优越。转基因品种一旦优势不再，同样会被淘汰。但是，从整个世界的研究、实践来看，应该相信转基因技术不是哪个疯狂科学家为了危害社会研发出来的工具；也不是不良奸商为了牟利而使用的手段。对于转基因食品的安全问题，世卫组织和各国政府、社会、科技界、法律界人士都是高度关注的。各种可以预见的风险，比如癌症、中毒、不孕不育等，科学家都会进行具体的实验研究。

我们能做的是全面地理解转基因技术安全与风险之间的关系，这正如看待乘飞机出行和可能发生空难的关系。学会分析、辨别社会上流传的各种看法、说法，正确看待和对待转基因食品，消除无谓的担心和烦恼。

参考文献

[1] 周公度. 化学是什么. 北京：北京大学出版社，2011.

[2] 王淼，吕晓玲. 食品生物化学. 北京：中国轻工业出版社，2014.

[3] 郝涤非，杨霞. 食品生物化学. 大连：大连理工大学出版社，2011.

[4] B. A. 福克斯，A. G. 卡梅伦. 食物科学的化学基础. 北京：科学出版社，1983.

[5] 杨金田，谢德明. 生活的化学. 北京：化学工业出版社，2009.

[6] 孙宝国. 躲不开的食品添加剂. 北京：化学工业出版社，2016.

[7] 约翰·埃姆斯利. 分子探秘. 刘晓峰译. 上海：上海科技教育出版社，2001.

[8] 吴庆余. 基础生命科学. 北京：高等教育出版社，2002.

[9] 蒋泽先. 饮食与健康. 北京：世界图书出版公司，2008.

[10] 中国居民膳食指南(2016). 中国营养学会. dg. cnsoc. org.

[11] 高锦章. 消费者化学. 北京：化学工业出版社，2002.

[12] 樊陈莉，洪娟. 浅谈食品中有毒有害物质的种类及危害. 广东化工，2017(8).

[13] 百度百科. 茶叶. "科普中国"科学百科词条编写与应用工作项目审核. https://baike. baidu. com.

[14] 百度百科. 可可豆. "科普中国"科学百科词条编写与应用工作项目审核. https://baike. baidu. com.

[15] 环球科技观光团. 终于有一场不大吵大闹的转基因辩论了. 果壳网，https://www. guokr. com/article/439653.

[16] 世界卫生组织. 关于转基因食品的常见问题. 世界卫生组织网站，https://www. who. int/foodsafety/areas_work/food-technology/faq-genetically-modified-food/zh/.